《脊椎管狹窄症》怎麼簡易

1 麻痺及疼痛的感覺會隨行走時間增加而加劇，休息後不

2 只稍做站立，大腿延伸到小腿肚會出現麻痺症狀並感到疼痛… **5分**

3 年齡（60歲以上）… **4分**

4 兩腳內側感到麻痺… **3分**

5 臀部周圍感到麻痺… **3分**

6 足部（左右）兩側出現麻痺並感到疼痛… **2分**

7 前傾可減緩麻痺及疼痛… **1分**

8 感到麻痺但不覺疼痛… **1分**

9 因麻痺疼痛使身體前彎困難… **−1分**

10 因麻痺疼痛導致穿鞋困難… **−1分**

（東北腰部脊椎管狹窄研究會版本診斷報告工具version2.0）

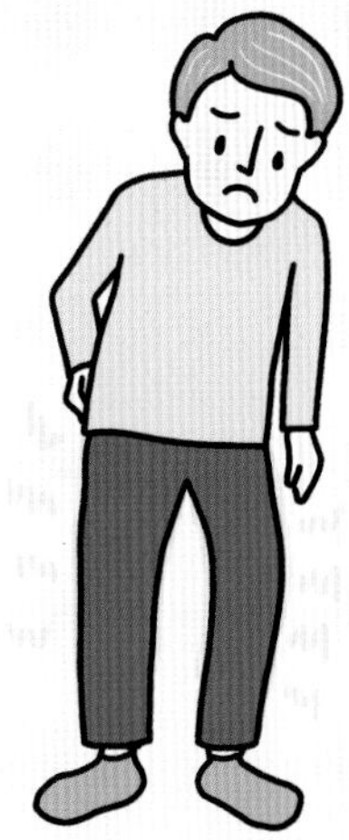

逐項依自己身體狀況進行評分，加總之後，如果分數落在**13分以上**，就可能懷疑患有脊椎管狹窄症，建議到專門的醫院進行檢查。在防止症狀惡化的同時，為維持肌耐力，請在合理的範圍內運動身體。

有這些症狀就是 脊椎管狹窄症 坐骨神經痛

《坐骨神經痛》怎麼簡易「自我檢測」

檢查您的腰部和腿部是否有以下症狀。

- [ ] 1 腰部或是腰部四周感到疼痛
- [ ] 2 臀部或是腰部感到疼痛
- [ ] 3 大腿或足部出現麻痺並感到疼痛
- [ ] 4 身體移動會導致腰部、臀部、大腿、足部的疼痛加劇
- [ ] 5 臀部到足部出現緊繃、抽蓄，並有發冷或灼熱等感覺異常的狀況
- [ ] 6 腳底出現陣陣疼痛，並覺腳底皮膚變厚了
- [ ] 7 腰部及足部出現無法用力，並覺腳底皮膚變厚了
- [ ] 8 行走時腳的麻痺以及疼痛加劇，導致無法行走。蹲低前傾可減緩不適，稍作休息便可恢復正常
- [ ] 9 可以感覺到兩腳的肌肉力量有差距
- [ ] 10 私密部位出現麻痺的感覺，走路時會有漏尿或漏便（失禁）的狀況

當足腰出現上述其中一種症狀，便有可能是坐骨神經痛。當兩腳出現相關症狀，即便休息疼痛及麻痺的感覺無法減緩，或是有失禁的情形出現，除了有可能是較為嚴重的坐骨神經痛，亦有可能是其他疾病的徵兆。另外，除了腰部、臀部及足部的疼痛外，若還同時出現心悸、呼吸困難、排尿障礙、更年期障礙等症狀時，需分別到專門的科別進行診治。

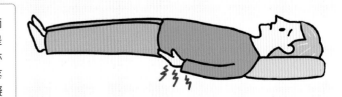

（竹川廣三）

目錄

★本書是將旗下刊物「健康」的報導加入新的資訊後，於『了解腰痛．脊椎管狹窄症與坐骨神經痛的治療訣竅之書』（暫譯，主婦之友社出版）再次編輯而成。
★本書介紹內容的效果展現會因人而異。採用這些方法時，如果出現過敏或異常反應，還請立刻中止。
★參考本書內容實際進行時（特別是正在接受治療的朋友），請務必和主治醫師謹慎討論。

〈馬上試試〉

PART 1

改善惱人腰痛及麻痺不適，找回舒適生活的小秘訣

【脊椎管狹窄症之成因】

姿勢不良及老化出現的脊椎變形引起的脊椎管狹窄症，會出現疼痛麻痺的症狀，甚至使人寸步難行

老化及姿勢不良會導致脊椎管狹窄症

脊椎管狹窄症除了會出現腰痛等症狀，站立時，從大腿經小腿到腳踝以下的部位也會有疼痛及麻痺的感覺。有些人會因行走導致疼痛及麻痺的不適感加劇，也有人即便躺下症狀亦無法緩解。

另外，也常有剛開始走路時並沒有明顯的不舒服，在走了一段時間，疼痛麻痺的感覺便由腰部蔓延至腳踝，最後甚至寸步難行。但在稍作休息後，症狀便可緩減並不影響行走。

老化並不是唯一造成脊椎管狹窄症的原因，姿勢不良才可說是造成此疾病的主要原因。其實，許多脊椎管狹窄症的患者，從年輕時就有姿勢不良的問題。

舉例來說，坐姿不端正使椎間盤受到極大的負擔。脊椎，是由被稱為椎體的小塊骨頭堆疊而成，而椎體間還夾著像海綿般具有緩衝功能的軟骨組織椎間盤。正確的坐姿比起站姿，會帶給椎間盤1．4倍的內壓。如果是腰背向前傾的坐姿，內壓則會上升至2倍左右。

因此，在平常生活中坐姿不良的人，會使得脊椎腰部（腰椎）的負擔增加，腰椎也會較早出現老化的情形，便更容易造成脊椎管狹窄症的出現。

脊椎管狹窄症可以說是生活習慣病的一種。正因如此，我們更應該抱持著這是一種可以「自主治癒」的疾病這樣的觀念，好好面對並解決。

（竹谷內康修）

【抱膝】可舒緩受到壓迫的神經，並修復受傷的神經、改善疼痛等症狀。亦有因此不需開刀的案例

依神經壓迫的部位不同做區別

脊椎管狹窄症可依神經壓迫的部位分成「神經根型」及「馬尾型」兩種。另外還有混合兩種型態的第三種「混合型」（參考第69、70頁）。

為了要能自我治癒脊椎管狹窄症，首先就必須要知道自己是屬於哪一種型態。

三種類型中，馬尾型及混合型的脊椎管狹窄症相較之下較難治癒，多需透過手術介入。

但如果是神經根型，在還可站可走的階段，確實的執行自我復健，是有機會改善的。

持續【抱膝】動作，修復損傷神經

緩和脊椎管狹窄症症狀，其中一個可以自我復健的動作，是使腰部呈現圓弧狀，藉此擴張狹窄的脊椎管。通常，脊椎管在腰成圓弧狀時會擴張，拱腰時則會變窄。

因此，在醫學及脊椎神經醫學的理論下，我想到的動作便是【抱膝】。這個動作可以在不過度施壓的狀況下舒展狹窄的脊椎管，減輕神經的壓迫，並緩和疼痛麻痺的症狀。在我的診所，我們會協助脊椎管狹窄症的患者，了解如何在家裡自主操作【抱膝】動作。這些患者中，也有不少人因此免去到骨科進行手術的狀況。

透過持續操作【抱膝】的動作，可以舒緩神經的壓迫，同時使受傷的神經恢

Q&A

Q 抱膝動作能帶來多大的成效呢？

A 當疼痛或麻痺的感覺一出現，抱膝的動作可以暫時但明顯的協助緩和上述不適。1次3分鐘、一天2次以上，如每天都有確實執行，最快約一週便可在走路便會變得較為輕鬆，甚至可能不需中途休息延長行走時間。也有人在約兩個月後，不須再依賴止痛藥物紓緩症狀帶來的不適感。有些人在每天的努力下，不需依靠手術便有所改善。慢慢的但持之以恆是相當重要的。

Q 當疼痛及麻痺的狀況改善後，便可停止做抱膝動作嗎？

A 即便已不再疼痛及感到麻痺，也不代表神經已經完全復原。不需要每天操作也沒關係，建議以每週約2到3次的頻率持續操作抱膝動作。

Q 抱膝的動作做起來很困難

A 可以採取仰躺的姿勢試看看。為了讓

復應有的功能。不僅如此，還可同時柔軟已僵化的腰部，擴大可動範圍。

另外還有一點，在針對脊椎管狹窄症的自我復健時，我們是以症狀不再出現為目標，逐步調整日常生活的動作。舉例來說，當坐姿不良可能會在不自覺的狀況下傷害到神經，便會導致症狀惡化。

在我們每天持續操作【抱膝】動作的同時，也要針對這種會傷害神經的習慣動作進行調整，如此一來，脊椎管狹窄症的症狀勢必能有所改善。

（竹谷內康修）

【抱膝】的操作方式

需準備的東西
・毛巾、枕頭（依喜好調整）

1 抱膝

在頭及腰部下方放置毛巾，會痛的腳朝上採橫躺姿勢，雙手抱住膝蓋

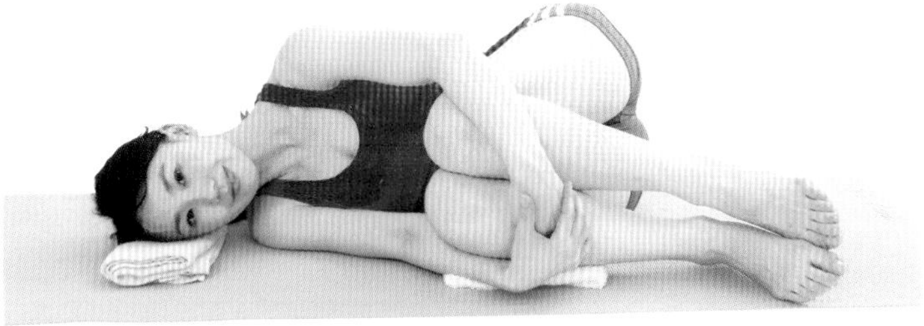

2 胸部向膝蓋靠近

上半身前傾使胸部靠近膝蓋，腰部呈現圓弧狀。要確實讓腰部呈現弧形是重點

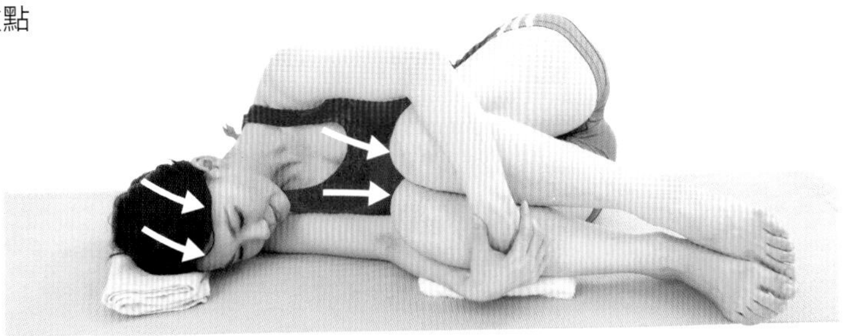

3 將手放開

維持上述姿勢，將手輕鬆放下。以3分鐘以上為基準，維持躺姿也OK

1次3分鐘
早晚各1次
就完成了

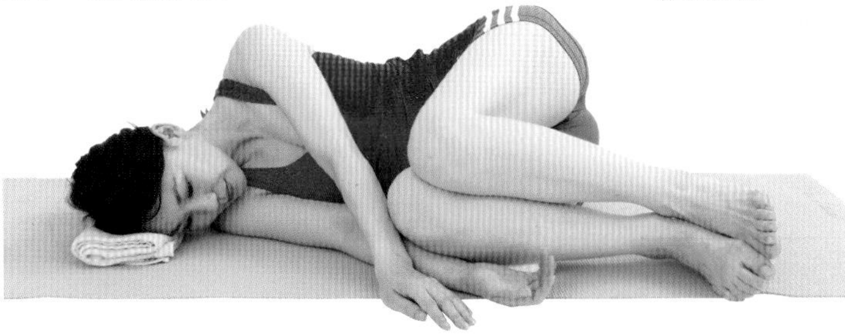

坐在椅上的【抱膝】動作

需準備的東西
・毛巾、枕頭（依喜好調整）

在無法橫躺的場合也可以輕易操作。工作或外出時，若有疼痛麻痺等症狀出現的徵兆，就馬上做這個動作吧。

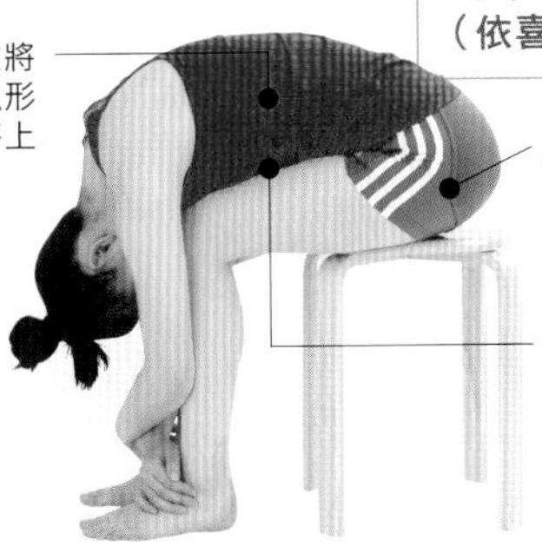

特別注意要在將腰部彎成圓弧形的狀態下，將上半身向前彎曲
避免向前傾倒需確實將臀部坐在椅子上
在肚子及大腿之間可以放置捲起來的毛巾或枕頭，這樣腰部會更容易呈現圓弧狀

1次30秒
邊休息
邊做3次

腰部易於上提，可在臀部下方墊一塊毛巾，再將兩手抱膝。之後，膝蓋可以上抬到胸部的位置，如果可以的話，盡可能往臉部靠近，要刻意的把腰部做出一個圓弧的形狀。

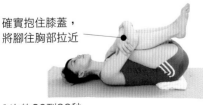

確實抱住膝蓋，將腳往胸部拉近

1次約20到30秒
3次為1組，1天做3組為目標

【大腿前側拉伸】

趴著便可改善因臀部週邊肌力不佳引起的腰痛及坐骨神經痛，亦可舒緩疼痛麻痺等症狀

針對脊椎管狹窄症患者也有效果

造成腰痛及坐骨神經痛的主因，不外乎是因為脊椎管狹窄症及椎間盤突出等脊椎疾病引起。其中在中老年人中較常見的就是脊椎管狹窄症。

雖然我有在進行針灸治療，但如患者的疼痛是出現在臀部或大腿內側的肌肉時，我們會指導患者先從可以在家裡操作，用以強化肌肉力量的【大腿前側拉伸】這個動作。

當我們在使用蹲式廁所或是要將棉被搬下來的時候，就會使用到臀部及大腿內側的肌肉。對於習慣使用坐式馬桶及睡床鋪的現代人來說，這些部位的肌肉因為缺乏訓練肌力相對不足。

有坐骨神經痛的患者，大多是因臀部及大腿內側肌肉退化而造成。

在骨科被診斷是脊椎管狹窄症的患者，也多伴隨著肌肉退化等問題。針對這樣困擾，如能持續【大腿前側拉伸】這個動作，就可改善疼痛及麻痺的症狀，請務必嘗試看看。

動作相當簡單，採取俯臥的姿勢，雙腳伸直後單腳向上抬起。這個動作，可以拉緊大腿內側及臀部的肌肉，達到強化負責保護坐骨神經肌肉的功效。

另外，坐骨神經痛會因寒冷而惡化。冬天時如疼痛及麻痺的不適感加劇，在日常生活中要特別注意腰部以下的下半身保暖。

在做【大腿前側拉伸】動作的同時，也別忘了防寒對策。這樣會有更好的舒緩效果喔。

（內田輝和）

Q&A

Q 【大腿前側拉伸】的動作要持續多久才能改善疼痛等症狀呢？

A 效果依年齡而有所差異，平均兩週後便可以感受到肌肉變得更有力量了。

所以一開始就先以兩週，可以的話就以一個月為目標持續努力看看吧。

Q 如果腳幾乎抬不起來的話該怎麼辦呢？

A 有些人因肌肉量不足，在一開始時很可能出現腳幾乎抬不起來的狀況。

這個時候，試著延伸大腿內側的肌肉，特別注意臀部及大腿內側交接處的肌肉，即便是瞬間用力也沒有關係。

如此一來，肌肉也會慢慢變得強壯，之後腳就會漸漸的可以抬起來了喔。即使做不到也不要輕易放棄，在能力範圍內好好的試看看吧。

趴著就可強化臀部及大腿內側肌肉【俯臥大腿前側拉伸】的操作方式

重複1～4的動作3次就是3組，
1天做2組以上

1 採俯臥姿勢

趴著將雙腳延伸。兩手輕輕的疊在下巴下方

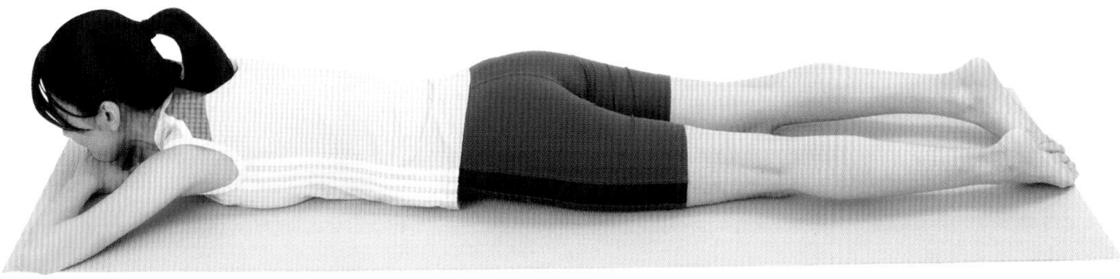

2 右腳向上抬起

腳尖到膝蓋拉長伸直，右腳盡可能的向上抬，停留10秒。
這時需特別注意在臀部及大腿內側交界位置的肌肉要用力

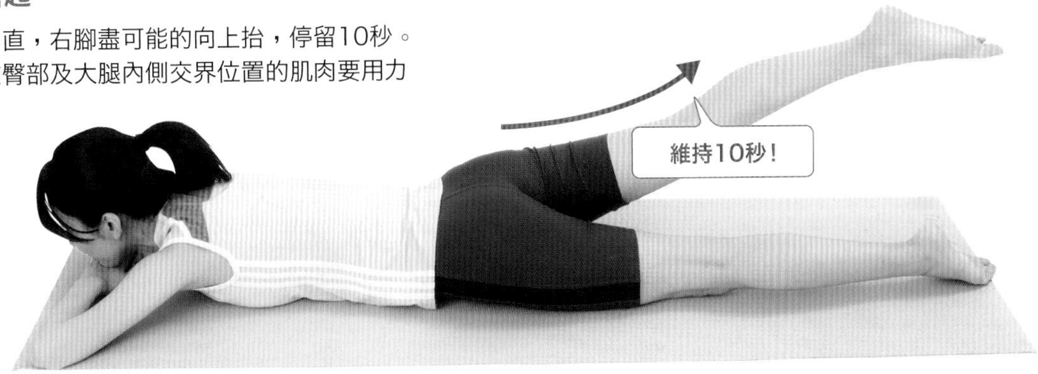
維持10秒！

3 左腳向上抬起

10秒後將右腳放下，左腳以相同的方式向上抬起，停留10秒。
與右腳相同，需特別注意在臀部及大腿內側交界位置的肌肉要用力

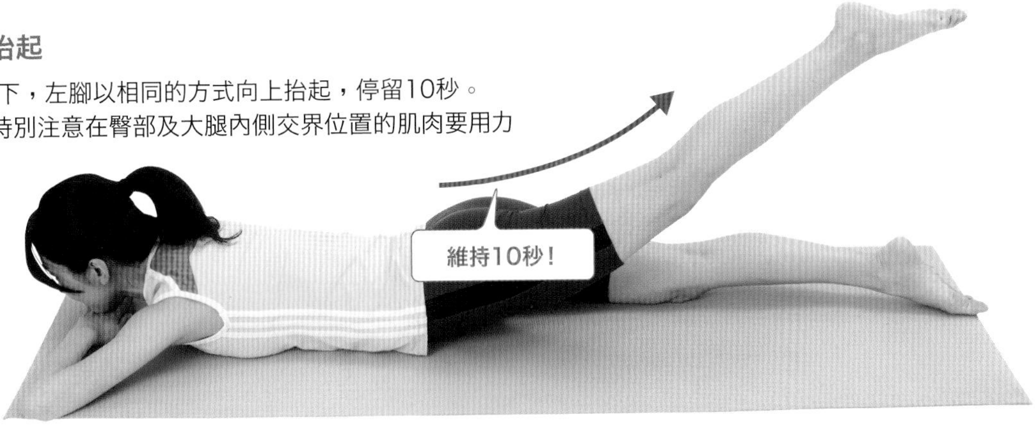
維持10秒！

4 臀部收緊

10秒過後將左腳放下，在兩腳貼合的狀態下，臀部用力，將肛門瞬間收緊。
在臀部用力的狀態下停留10秒

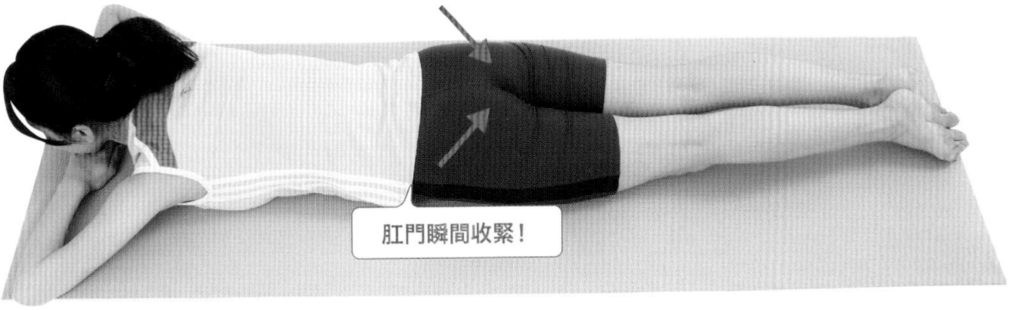
肛門瞬間收緊！

【舒適生活小秘訣】

不經意的動作卻造成腰部的負擔。讓我們從坐姿、走路的姿勢、睡覺的姿勢開始，步步調整沒壓力！

任何人都有可能得到腰椎管狹窄症

脊椎管是位於脊椎後側，一條讓神經通過的道路。當脊椎管變窄時，裡面的神經受到壓迫，便會出現腰痛、腳麻等症狀。

這就是腰椎管狹窄症。我們的脊椎從側面看來是一個平順的S型，脊椎管會隨著年齡增長而變窄，因此任何人都有可能得到這個疾病。其中又以姿勢不良及駝背的人更容易得到。如果將站立時脊椎承受的壓力設定為1，坐著的時候壓力就會是1．5，駝背的人壓力則會加升至2。

脊椎原本的形狀可以完美支撐人體，但駝背使得背部呈現圓弧形，破壞了與S型脊椎的平衡，也因此加深了腰部的負擔。

我們平時反覆坐下的動作會對脊椎造成持續性的壓力，隨著年齡增長，這個壓力就有可能造成骨頭變形、脊椎骨狹窄等狀況。

為了減輕腰部的負擔並緩和脊椎管狹窄症的不適，就讓我們從矯正日常生活中的動作開始吧。

靠背協助脊椎確實支撐身體，維持良好的姿勢

在家中或是工作等狀態下，如果常出現前傾的姿勢，每30分鐘就應該要站起來一次，並花30秒左右重新調整姿勢，這是用以避免因脊椎管狹窄症等因素出現腰痛的小秘訣喔。

另外，榻榻米為主的生活環境，比起以椅子為主的環境更容易出現身體前傾的姿勢。椅背可協助支撐脊椎，正坐或是盤腿坐就必須完全靠自己的力量撐著，也因此較容易感到疲倦出現駝背。藉由坐椅子改善姿勢，也是緩和不適症狀的小秘訣喔。

椅子的坐法也有技巧。確實將腰背靠在椅背上，脊椎就可以獲得支撐的力量，坐著的時候也可以維持脊椎原有的S型狀態。另外，要特別注意將腰及肩胛骨周圍確實靠好，兩肩放鬆並向後將胸部展開。姿勢不良的人，從側面看起來，常出現肩膀比胸部還要向前的狀況，這時試著將胸部拉開，使左右肩成一直線看看吧。

另外，打電腦時，當敲打鍵盤的手離開身體就容易出現前傾的錯誤姿勢。所以打電腦的時候，身體不要跟手臂分開，是能維持正確姿勢的小秘訣喔。

舒適生活小秘訣①【坐姿】

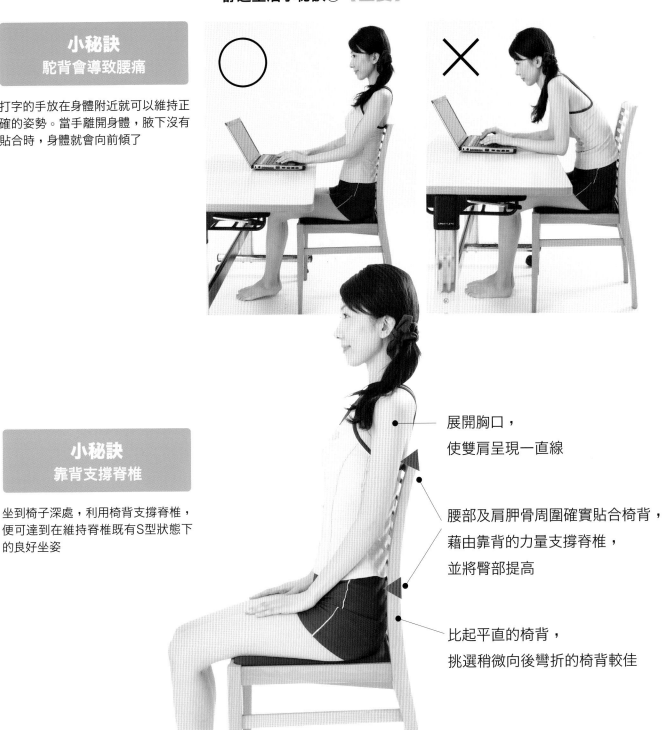

小秘訣
駝背會導致腰痛

打字的手放在身體附近就可以維持正確的姿勢。當手離開身體，腋下沒有貼合時，身體就會向前傾了

小秘訣
靠背支撐脊椎

坐到椅子深處，利用椅背支撐脊椎，便可達到在維持脊椎既有S型狀態下的良好坐姿

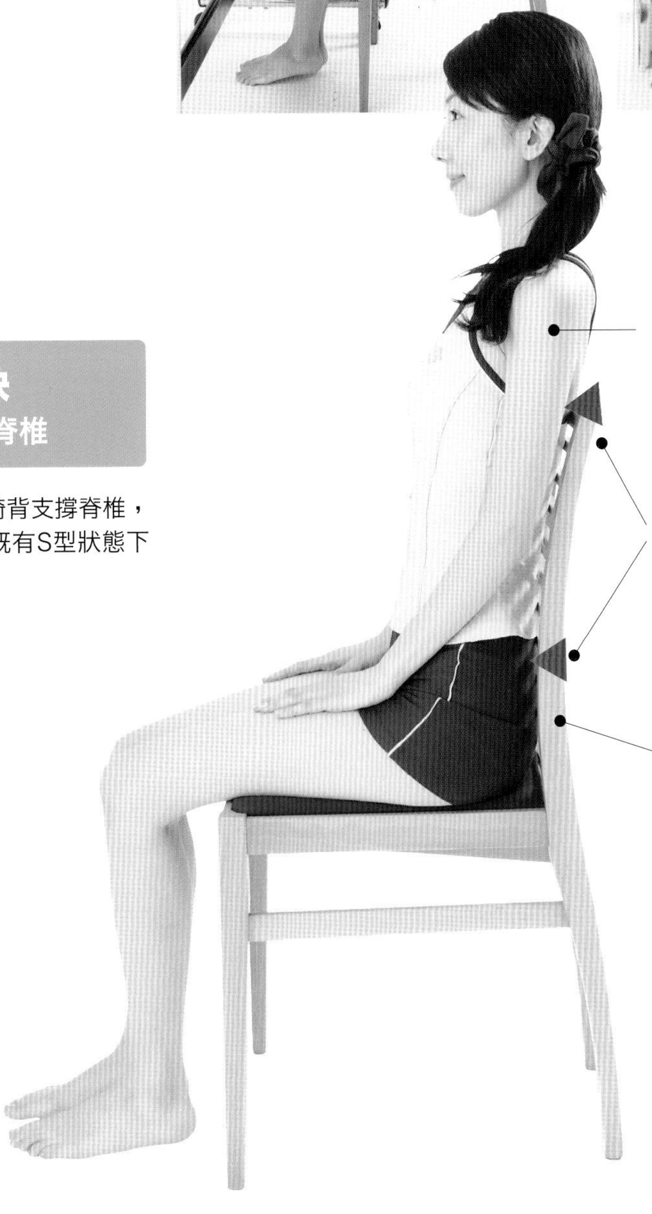

展開胸口，
使雙肩呈現一直線
腰部及肩胛骨周圍確實貼合椅背，
藉由靠背的力量支撐脊椎，
並將臀部提高
比起平直的椅背，
挑選稍微向後彎折的椅背較佳

舒適生活小秘訣②【走路姿勢】

小秘訣
休息休息再走路

如果是在走路時容易出現麻痺的人，記得在出現症狀前休息一下。如果忍耐並繼續走路，會對神經造成更大的傷害

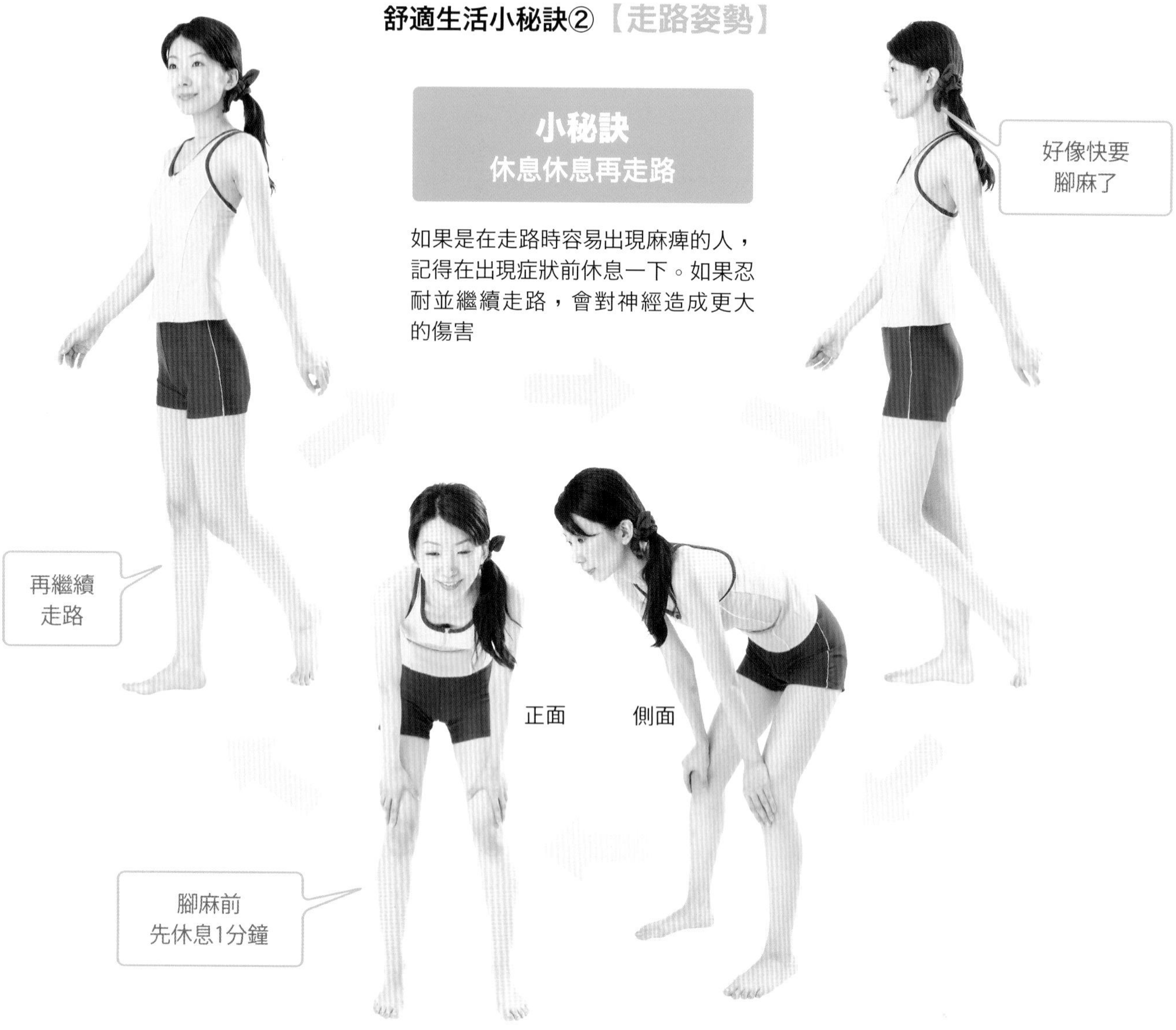
好像快要
腳麻了
再繼續
走路
腳麻前
先休息1分鐘
正面
側面

勉強而繼續走路反而會導致症狀惡化。要在出現麻痺前先休息一下

令腰部脊椎管狹窄症患者深感困擾的間歇性跛腳，指的是因步行引起的足部麻痺、疼痛加劇等症狀。

要緩和間歇性跛腳的症狀，並不是覺得「腳麻也沒關係」而繼續走路，在出現腳麻症狀前先行休息，才是舒緩不適的小秘訣。

如果勉強繼續走路，神經持續受到壓迫會導致麻痺疼痛，造成更大的傷害。舉例來說，如果走十分鐘就會出現麻痺症狀的人，可試試看每走5分鐘就休息一下。

休息時要像上圖一樣，膝蓋微微彎曲，將腰拱成圓弧狀是重點。當腰成圓弧狀時，脊椎管會被撐開，藉此舒緩神經受到的壓迫。

休息時，要休息多久都沒關係，但可抓1分鐘左右即可。

如果不想休息太久，至少也停留5秒緩和一下。

舒適生活小秘訣③【睡眠姿勢】

小秘訣 讓側躺睡姿更舒適

需準備的東西：毛巾一條
為了避免因為腰部下沉而引起疼痛，使用毛巾放入腰下方的空隙處，藉此支撐脊椎，維持水平的狀態

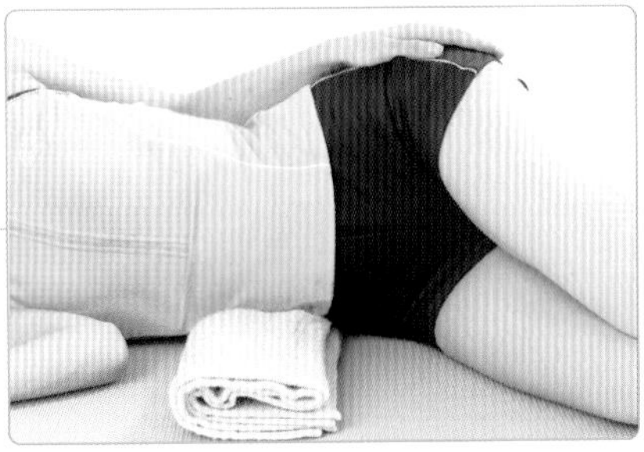

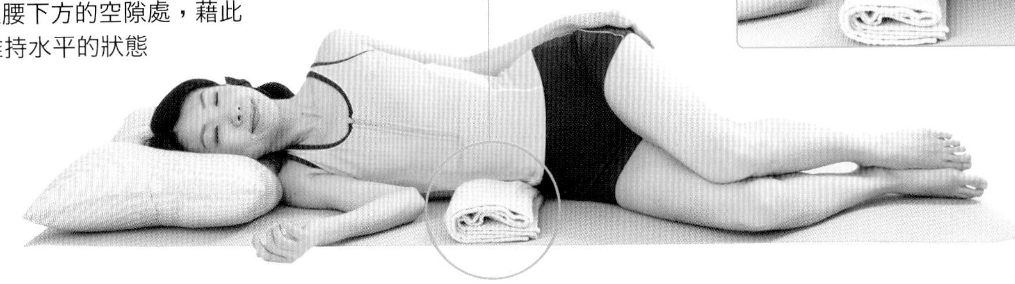

小秘訣 讓仰躺睡姿更愜意

需準備的東西：抱枕或坐墊
仰睡的時候，在膝蓋的下方放置抱枕或是坐墊，可以讓腰部保持圓弧的狀態

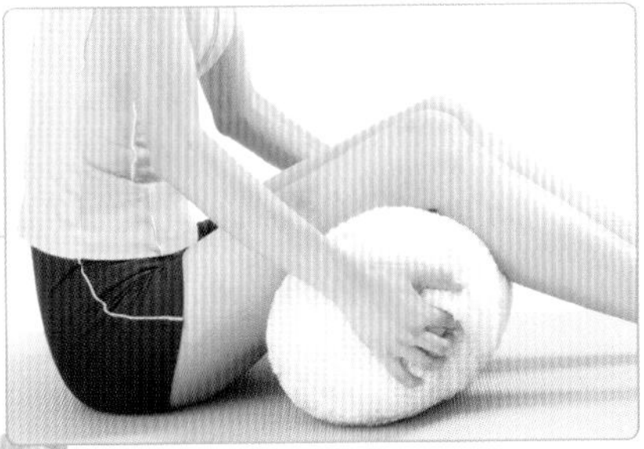

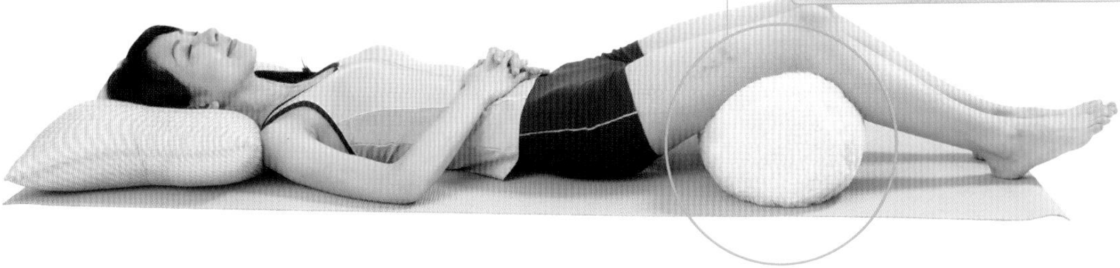

腰部成圓弧狀可以擴張脊椎管 用更舒適的姿勢睡覺吧

如果在睡覺時會感到疼痛，可是使用抱枕或坐墊等物品，調整腰部姿勢減輕負擔，是改善不適的小秘訣。

如仰睡會感到不舒服的話，試著改成側躺睡姿。如果側睡會不舒服的話，則嘗試仰躺睡姿看看吧。

側睡的小秘訣，是在腰部下方的空隙處放入一條毛巾，如此一來，可以協助脊椎保持水平的狀態。

仰睡的小秘訣，則是在膝蓋下方放入抱枕或坐墊，將膝蓋抬高。如此一來，腰部會呈現圓弧狀，脊椎管展開便可舒緩疼痛。為了要讓腰部輕鬆一點，可以將毛巾或是抱枕折的略有厚度再慢慢調整。

當神經持續受到壓迫，會使症狀惡化、疼痛及麻痺感加劇。所以調整成正確的姿勢是很重要的喔。

（竹谷內康修）

【鞋墊】

穿不合腳的鞋子可能會引起腰痛？選鞋、穿鞋，利用【鞋墊】減緩疼痛、改善姿勢

從小穿著不合腳的鞋子，會養成易疼痛體質的身體

你是否曾想過，腰痛的原因是來自於你穿了不合腳的鞋子呢？

拇趾外翻、浮趾、小指內彎等，是因從小持續穿著不合腳的鞋子所導致的足部變形問題（參考左圖）。通常有這些足部問題的人，不只會有姿勢不良的狀況，在未來也更容易出現腰痛、頸部疼痛等情形。大多數的人都是因穿著較大的鞋子，腳在鞋中晃動，長時間無法獲得穩固的支撐所致。

穿著不合腳的鞋子走路，會導致由腳延伸至膝蓋、腰部、髖關節等部位的不平衡。下半身呈現不穩定的狀態，上半身當然也不可能穩定，也因此對脊椎及頸部造成影響。而肌肉為了支撐不穩定的身體，便需要長時間處於緊繃的狀態，也因此導致腰部及膝蓋等處出現疼痛的狀況。

善用【鞋墊】打造合腳舒適的穿鞋大小

改善造成疼痛的小秘訣，就是要穿著合腳的鞋子。大小適中的鞋子可以鍛鍊腳趾的肌肉，讓腳能安定的支撐全身，藉此改善姿勢及肌肉的平衡。正確的姿勢不僅可以減輕關節及脊椎的負擔，也可緩和受神經壓迫影響帶來的疼痛，走路時能更加的舒適。

試著把腳跟對著地面輕敲幾下，一起來確認腳尖是否有足夠的「空間」吧。如果腳尖前端還有1cm左右的餘裕，那就是正剛好的尺寸。如果在1．5cm左右，就用市面上販售的【鞋墊】稍微調整一下大小。再來，試著在平緩的地面上穿著鞋子單腳站立，做個簡單的平衡測試。在腳穩定的狀態下，腳趾正常使力，身體不會搖晃，可平穩站立。正因為鞋子是我們每天通勤購物，走路出門必備的生活用品，因此更容易在無意間對身體造成極大的影響。

擇日不如撞日，今天就來確認鞋子的狀態，好好利用【鞋墊】將鞋子調整成合適的大小，恢復走路不會疼痛的狀態吧。

（佐佐木克則）

小秘訣
尺寸不合？

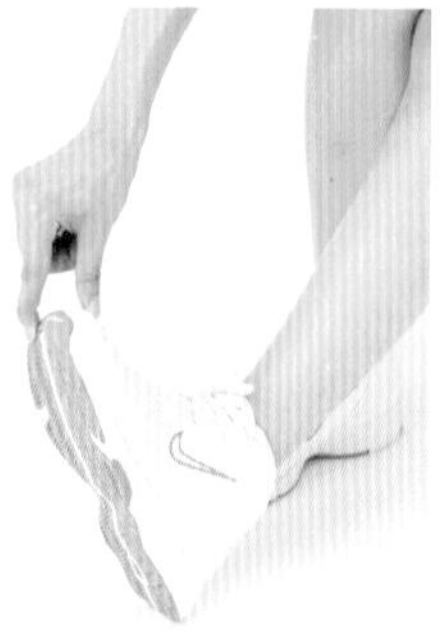

將腳跟輕敲地面，檢查腳尖到鞋子前端的距離，如果有約1公分左右的空間就沒有問題。如果超過鞋子就是太大了

小秘訣 容易導致足部疼痛的問題

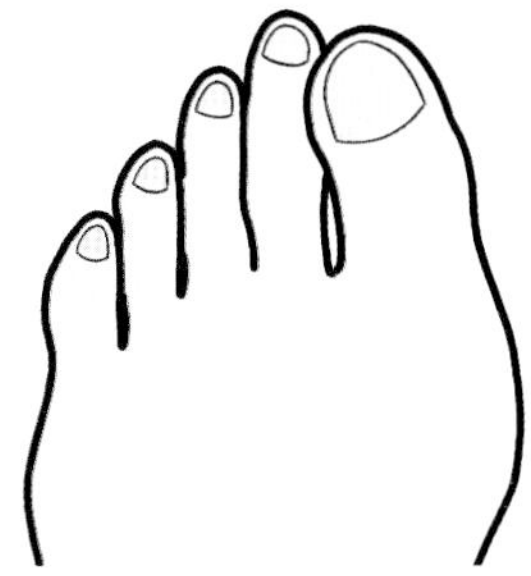

拇趾外翻

當有拇趾外翻的狀況出現，重心放在腳尖時，從膝蓋外側到腳掌會感到不適。當重心放在腳踝時，膝蓋、腰部及脖子容易出現問題

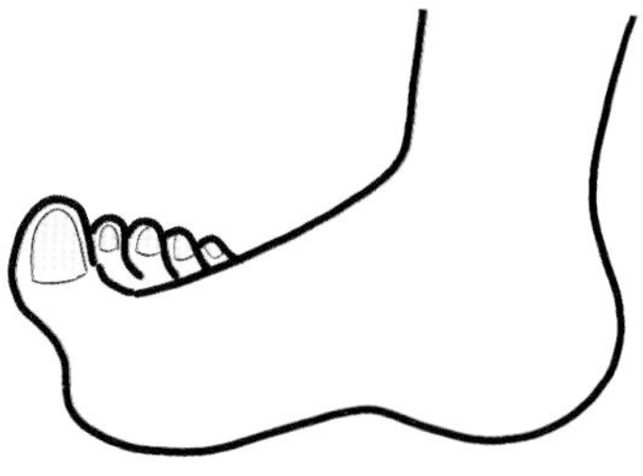

浮趾

有浮趾問題時，腳背及腳底容易疼痛，易造成腳關節的慢性扭傷

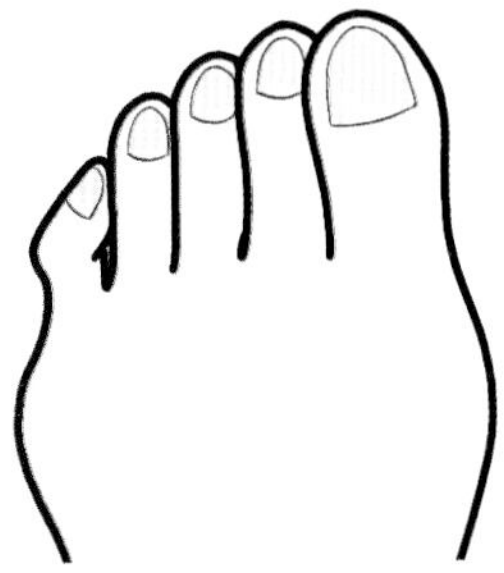

小指內彎

小腳趾向內側彎曲。導致腳外側的平衡不佳，提高跌倒的風險

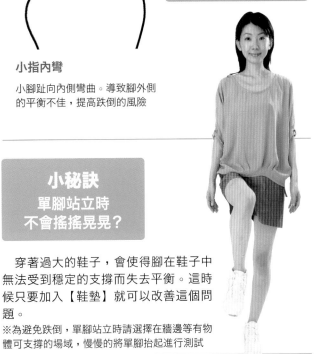

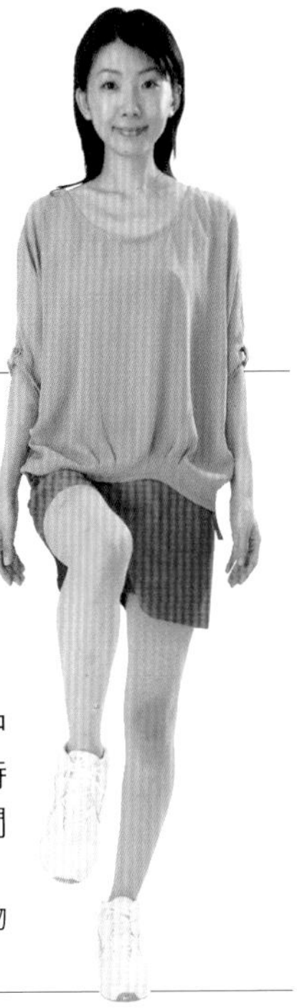

小秘訣 挑選符合腳型的鞋子

腳型可分為大拇趾最長的埃及腳型、第二腳趾最長的希臘腳型以及前兩腳趾幾乎一樣長的方形腳型。挑選符合腳型的鞋子，不只可以減少腳趾的壓力，更可以預防腳趾變形。

另外，腳趾根部彎曲的部位需與鞋底的弧度貼合，讓我們選一雙能完美包覆腳跟的鞋子吧。

秘訣・穿著合腳的鞋子！

前兩個腳趾幾乎是一樣長的方形腳型　**第二腳趾最長的希臘腳型**　**大拇趾最長的埃及腳型**

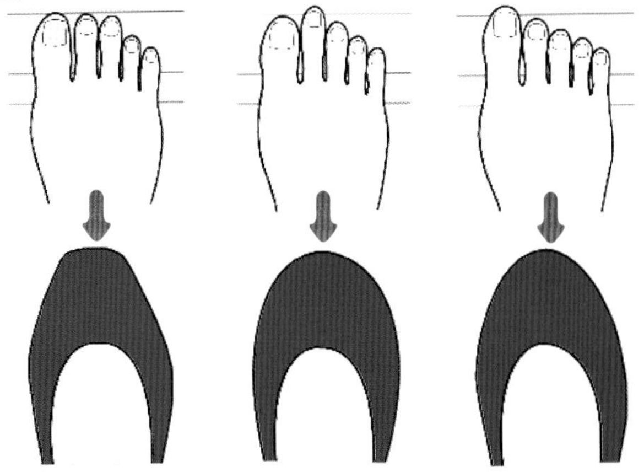

腳趾的長度不會改變，請選擇四角形的「方頭鞋」

請選擇以第二腳趾為頂點，帶圓弧狀的「圓頭鞋」

請選擇以大腳趾為頂點，帶小弧度的「斜頭鞋」

小秘訣 單腳站立時不會搖搖晃晃？

穿著過大的鞋子，會使得腳在鞋子中無法受到穩定的支撐而失去平衡。這時候只要加入【鞋墊】就可以改善這個問題。

※為避免跌倒，單腳站立時請選擇在牆邊等有物體可支撐的場域，慢慢的將單腳抬起進行測試

小秘訣 利用鞋帶調整

左右腳長差到1吋（約3cm）的人相當少見。一般來說兩腳差異約在0.5㎜。但也有人兩腳差了1㎝左右。這時候就利用【鞋墊】及鞋帶進行調整吧。鞋帶可調整鞋子和腳背間的空間，相當推薦腳板厚度較薄及腳掌較窄的人使用。

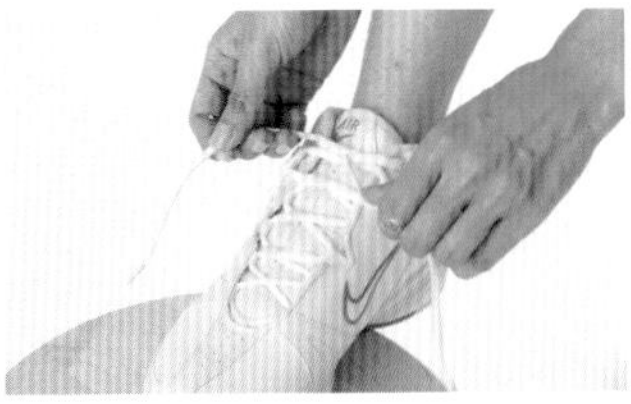

基本上必須在穿鞋後再綁上鞋帶。針對較少動作的腳背，須以「面」而非「線」的概念進行固定

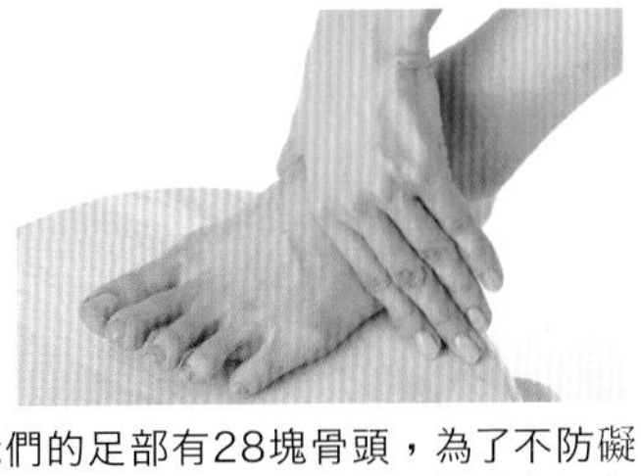

我們的足部有28塊骨頭，為了不防礙走路的動作，須將腳背的部份確實固定

小秘訣 使用有足弓的【鞋墊】吧！

即便是不合腳的鞋子，只要善加利用上面上販售的【鞋墊】，也可以改造成合腳並減少腳趾負擔的鞋子。【鞋墊】的種類，有只放在腳尖及只墊在腳跟的款式，雖然這種類型的鞋墊較為划算，但還是建議選擇較為高一些，帶有足弓且可完整覆蓋腳掌的款式。只需要放入一片【鞋墊】，就可協助腳跟鞋子合而為一，更可減輕疼痛趟走路不再是一件惱人的事，整個姿勢體態也會變得更好喔。

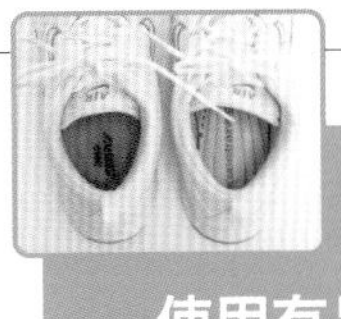

購買的時候請選擇能覆蓋整個腳底板，並帶有足弓的【鞋墊】款式吧。稍微偏大的鞋子只要放入【鞋墊】，穿鞋的感受會有相當驚人的改變喔（左側）

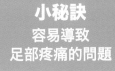

改善腰痛、脊椎管狹窄症、坐骨神經痛的飲食小秘訣

【腰痛改善食譜】

攝取鈣質、維他命及膠原蛋白，可緩解壓力、協助軟骨增生舒緩腰痛

八成以上的腰痛是因肌肉發炎及壓力造成

腰痛大致可分為透過醫院檢查可找出特定病因的「特異性下背痛」及無法找出特定原因的「非特異性下背痛」兩種。

特異性下背痛指的像是癌症、骨折、椎間盤突出、脊椎管狹窄症等，可透過影像等檢查，確認病名及成因的腰痛。這類型的腰痛約佔15％左右，剩下的85％就是即便檢查也無法找出明確成因的非特異性下背痛。因原因不明，即便到醫院也大多是以開立止痛藥及貼布等方式進行治療，無法有更好的處置對策。

因此，針對這種無法找出根因的腰痛，我們應該要如何處理呢？

其實，近期的研究指出，壓力是造成腰痛的成因之一。壓力會導致人體身心的活動力低落。有煩惱的事導致壓力產生，甚至出現憂鬱，會使自律神經紊亂、血管收縮、肌肉緊繃等狀況一一浮現。也因此使得血流變差，腰痛的症狀就出現了。

再加上隨年齡增長，骨頭與骨頭間的軟骨因摩擦耗損，神經受到刺激引起疼痛。以及日常生活中對腰部施加的壓力所引起肌肉發炎的狀況，都是造成腰痛的原因。

為了緩解這些原因不明的腰痛，平時就要強化骨骼、打造能對抗壓力的強健體魄才是最好的方法。而為了打造強健的體質，就要從日常飲食開始著手。

（落合敏）

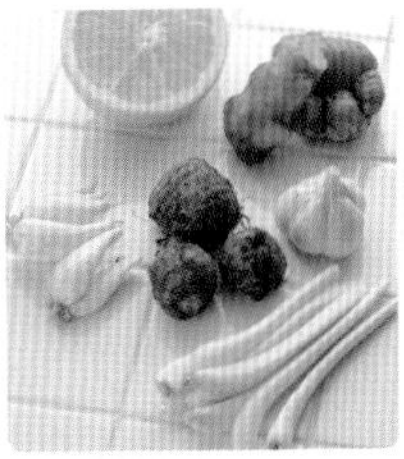

可舒緩腰痛等疼痛的食材

非常推薦能促進血液循環、具有殺菌功效的大蒜、薑、辣韭等辛香料。雖較刺激，但能中和疼痛帶來的不適，降低對腰痛及關節痛的敏感度。柑橘類等食材中的維他命C，含有可幫忙打造骨頭及肌肉的蛋白質及鈣質，更可以防止細胞老化。芋頭上的黏液對於恢復疲勞也相當有效果喔。

食譜設計／落合貴子

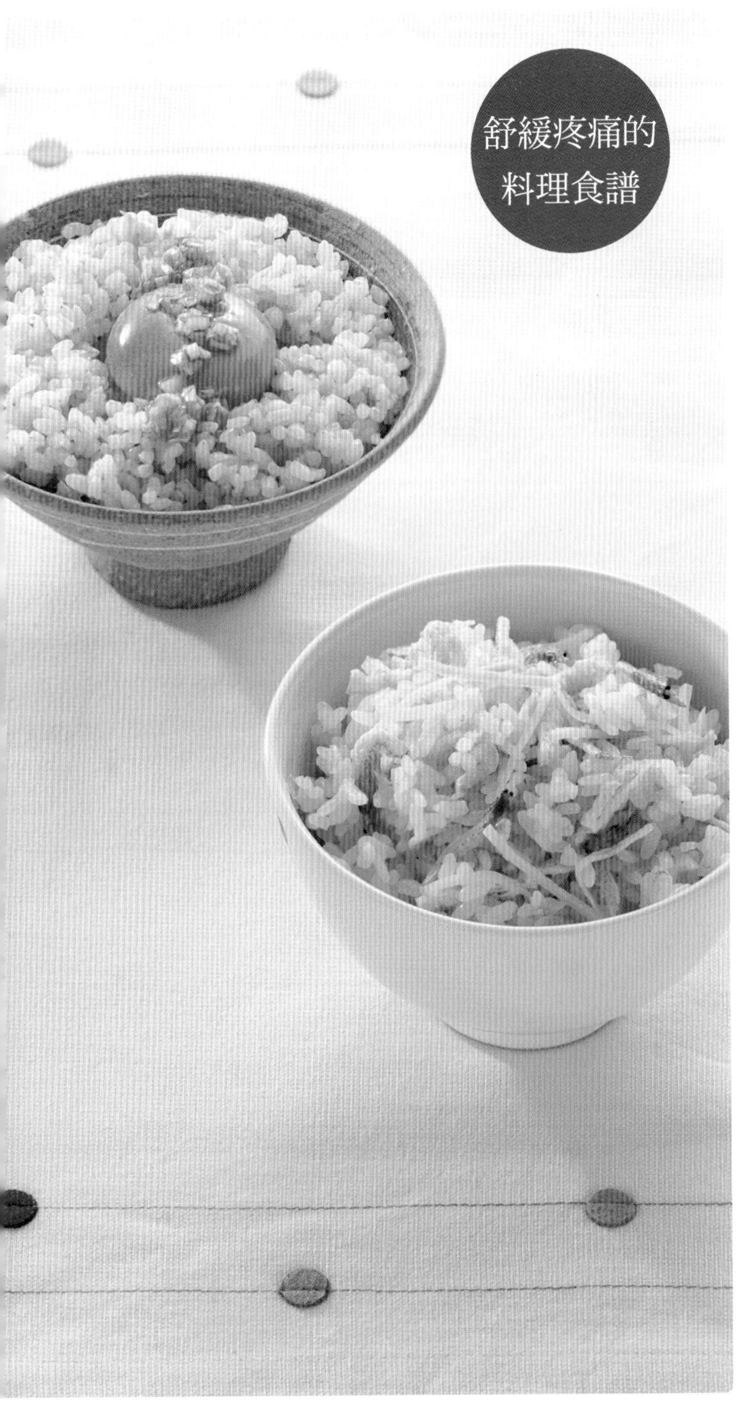

辣韭醬油玄米飯

POINT
使用富含維他命E的糙米。辣韭則有預防細胞氧化的效果

材料(30份)

辣韭…60g

A　醬油…100ml
　芝麻油…1大匙
　醋…2大匙

糙米飯…1碗

蛋黃…1顆份

作法

❶辣韭去皮，切除根部，切碎後與醬料A混合

❷將糙米飯盛到碗中，中央放上蛋黃，淋上①的醬料一匙

★可使用紅蔥取代辣韭。剛製作好的辣韭醬油就非常美味，但放置2~3天後味道會變得更加圓潤。冷藏可以保存一個月

生薑炊飯

POINT
薑有促進血液循環及消炎的作用。櫻花蝦則有豐富的鈣質

材料(4人份)

米…2杯

油豆腐…½片

薑…40g

櫻花蝦…1大匙

高湯…360ml

酒…2大匙

薄鹽醬油…1大匙

作法

❶將米洗好瀝乾。利用菜刀刮除薑的外皮，切成細絲。熱水汆燙油豆腐約1分鐘去除油份，撈起擰乾水分後切成細絲

❷在電子鍋內鍋加入①及所有的食材，用普通的炊飯模式烹煮即可完成

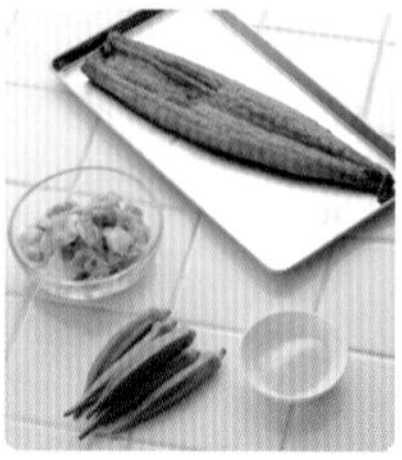

可協助軟骨再生的食材

要打造一個不易腰痛的身體，強健的骨骼、讓骨骼能維持彈性的軟骨都是不可獲缺的要素。鰻魚、雞軟骨、膠質等食物富含大量膠原蛋白及葡萄糖胺，是對軟骨再造相當有幫助的食材。這些食材與鈣質結合，便能打造出強壯的骨骼，對軟骨的製造也相當有幫助。秋葵則有提升軟骨保水力的功效喔。

食譜設計／落合貴子

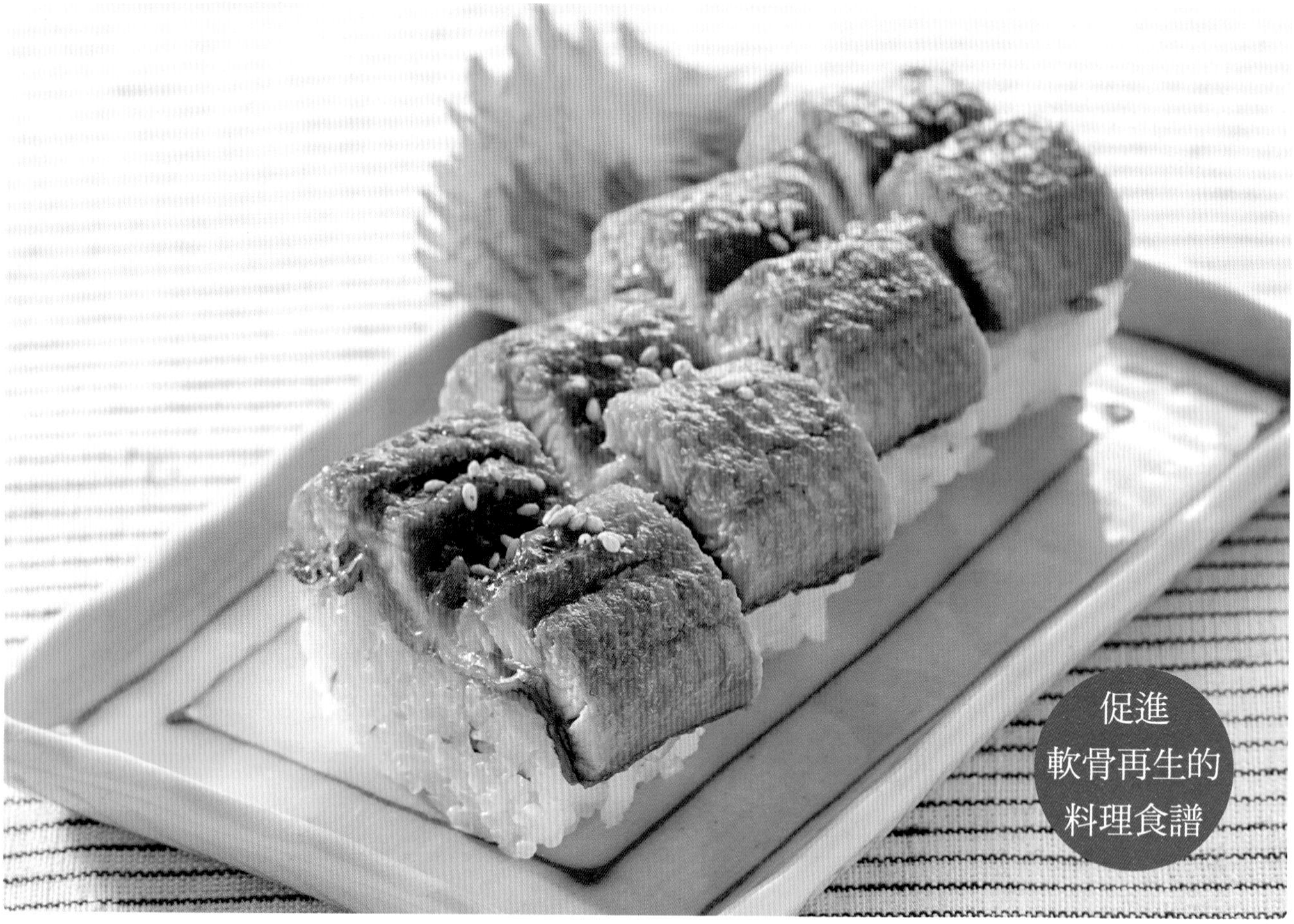
促進
軟骨再生的
料理食譜

蒲燒鰻壽司

POINT
鰻魚有相當高的營養價值，除了富含膠原蛋白，更有豐富的維他命A、維他命E以及鈣質

材料(2人份)

蒲燒鰻…1片
溫熱的飯…250g
A　醋…3大匙
　　砂糖…1大匙
　　鹽…½小匙
青紫蘇…5片
炒過的白芝麻…1大匙

作法

❶將溫熱的白飯和A佐料攪拌，邊搧風邊攪拌帶走多餘的熱氣，使用毛巾覆蓋待其入味增添風味
❷把①與切絲的青紫蘇及芝麻混合
❸使用鋁箔紙將蒲燒鰻包起，放入預熱的電烤箱中加熱約5分鐘
❹把③的鰻魚皮朝上放好，蓋上②的壽司飯，將保鮮膜捲起成棒狀定型
❺取下④的保鮮膜，切成易於食用的大小後裝盤

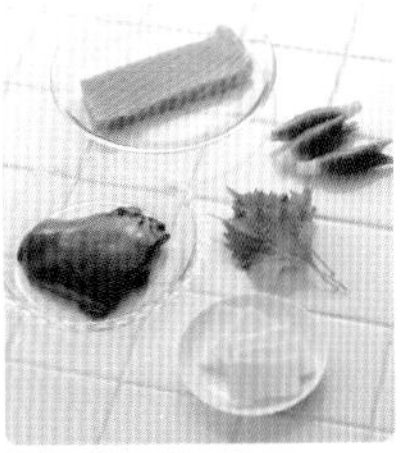

減壓除憂的食材

為了減緩近期發現可能會引發腰痛的壓力，使精神層面更加穩定，能使人感到冷靜及滿足的腦內物質血清素扮演了非常重要的角色。為了促進血清素的分泌，香草類植物、富含維他命B群的內臟及起司，以及飽含優良蛋白質的鮪魚等食材就非常不錯。香草類植物光是香氣就具有安定神經的效果喔。

食譜設計／落合貴子

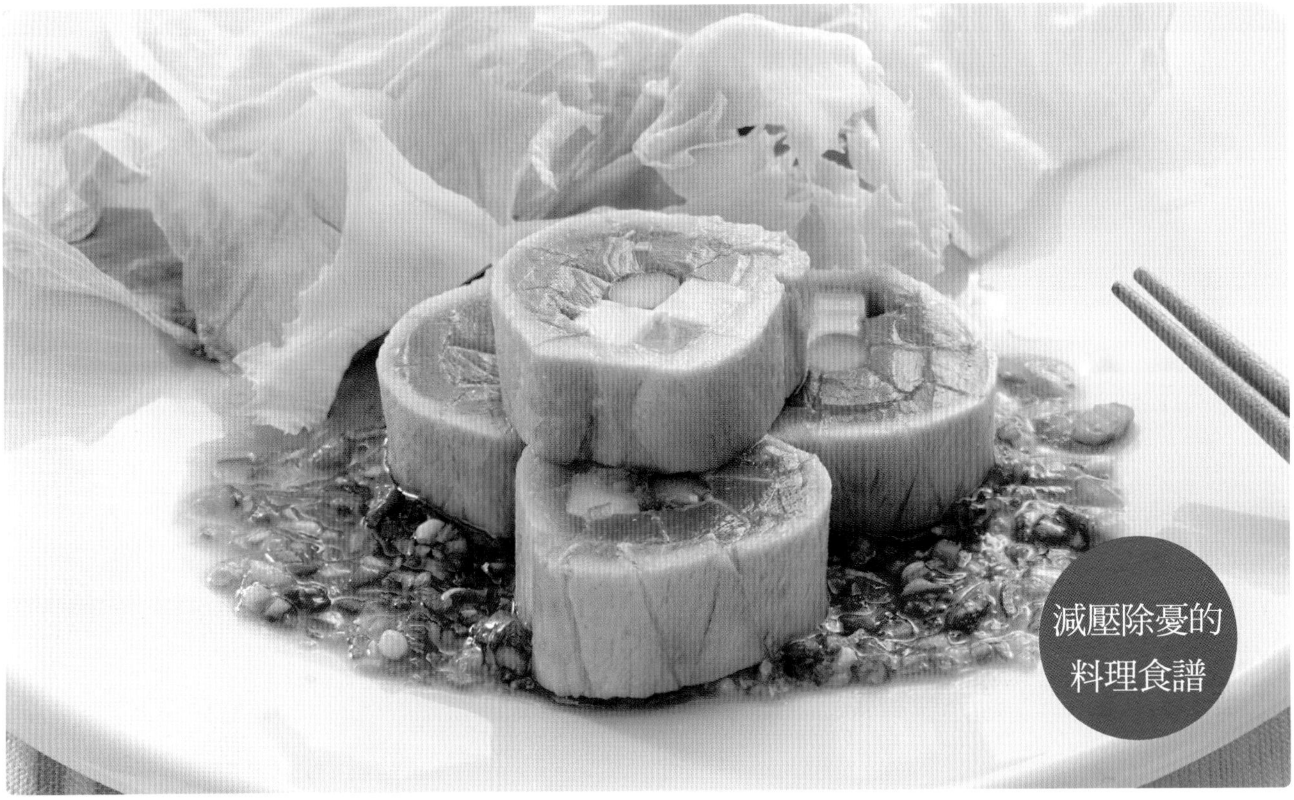

鮪魚起士捲

POINT

秋葵可以協助分解鮪魚的蛋白質。茗荷則有預防感冒的功效

材料(2人份)

鮪魚(生魚片用魚塊)…200g
綠蘆筍…1根
紅蘿蔔…10g
加工起司(塊狀)…20g
秋葵…1根
茗荷…1個
柚子醬油…2大匙
芝麻油…1小匙
萵苣…適量

作法

❶紅蘿蔔切成跟鮪魚相同5㎜的棒狀，和蘆筍一起過水燙軟後放涼。加工起司也使用和紅蘿蔔一樣的切法
❷將鮪魚從中剖開，把①的食材放入捲起
❸秋葵快速過熱水汆燙和茗荷一起切碎，並與柚子醬油混合均勻
❹平底鍋加熱芝麻油，將②捲好的鮪魚捲收口向下，煎至變色後邊轉邊煎(半生熟狀態)
❺將④切成易於食用的大小盛盤，再淋上③的醬汁及切塊的萵苣後就完成了

快速又簡單，20分鐘就可完成【腰痛、膝蓋痛舒緩湯品】的作法

食譜設計／清水紀子

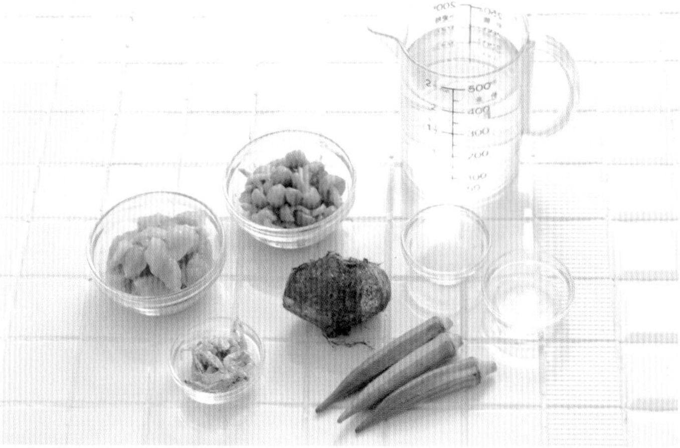

材料(兩餐份)

切小塊的雞肉…80g
滑菇…50g
秋葵…3根
芋頭…中型1個
櫻花蝦乾…1大匙
沙拉油…1小匙
鹽…稍少於½小匙
水…400㎖

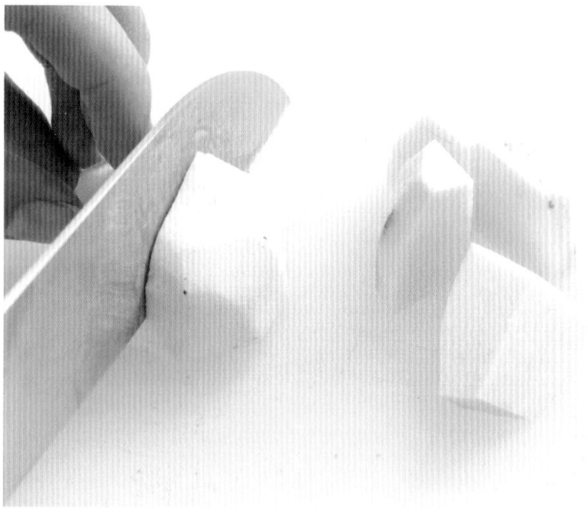

1 切料

將蝦乾隨性切碎，芋頭去皮後切成一口大小。秋葵切小段

同步攝取5種食材的營養，效果加倍擊退腰痛！

黏黏的成分對疼痛非常有效

【腰痛、膝蓋痛舒緩湯品】是使用對紓緩骨頭及關節疼痛相當有效的食材所製作出來的湯品。

首先，備受關注的是帶有黏性成分的滑菇、芋頭以及秋葵。這個黏黏的成分不僅可抑制關節發炎，更含有可促進修復損傷軟骨的葡萄糖胺。芋頭及秋葵則飽含可潤滑關節動作、協助維持韌帶及肌腱彈性的軟骨素。這兩種成分皆會隨年齡增長而減少，透過飲食補充，可預防及改善腰部及膝蓋的疼痛。

富含膠原蛋白的雞肉也是必備食材。膠原蛋白是一種蛋白質，可維持骨骼的強度，並在骨頭受到衝擊時，扮演像海綿般緩和撞擊傷害的角色。

再來，每100g的蝦乾中，不僅含有7100mg的鈣質，更飽含能幫助骨

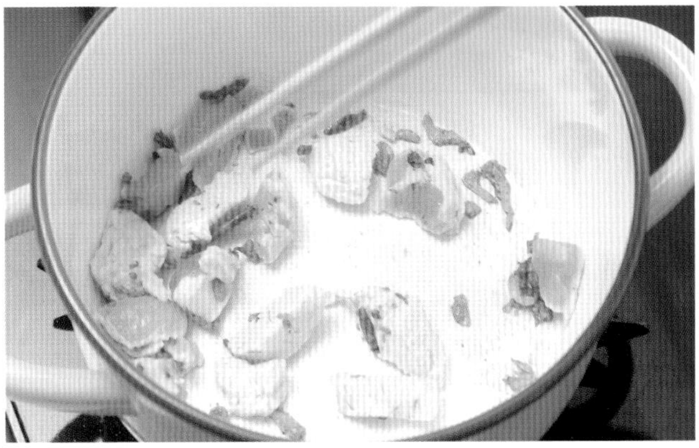

2 炒料

鍋中倒入沙拉油及①切好的蝦乾，以中火拌炒。蝦乾的香氣出來後，加入切塊的雞肉繼續翻炒

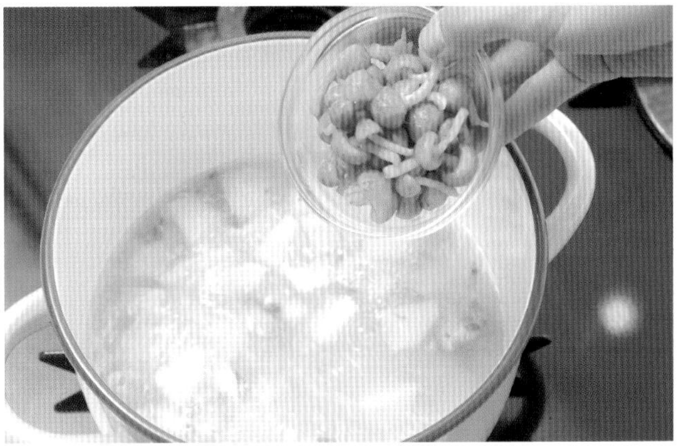

3 加水

加水後轉大火，如出現浮沫則撈除，加入①切好的芋頭、滑菇及鹽巴

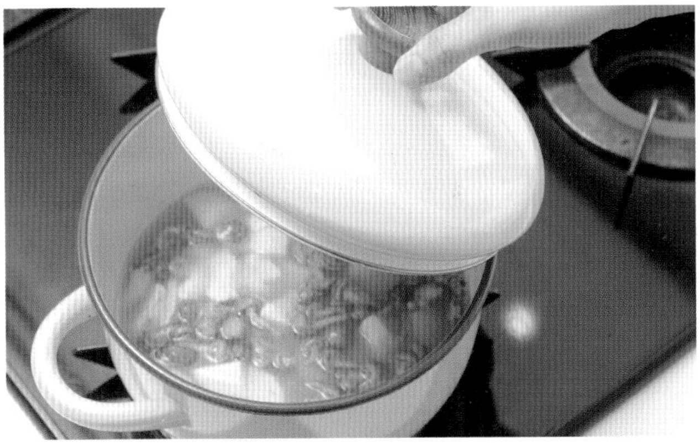

4 煮7～8分鐘

再次煮滾後轉小火，蓋上蓋子煮7～8分鐘

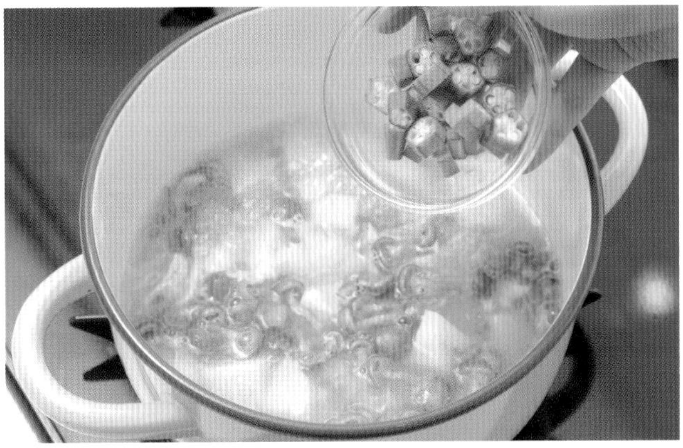

5 加入秋葵

加入①切好的秋葵後再煮約20秒關火

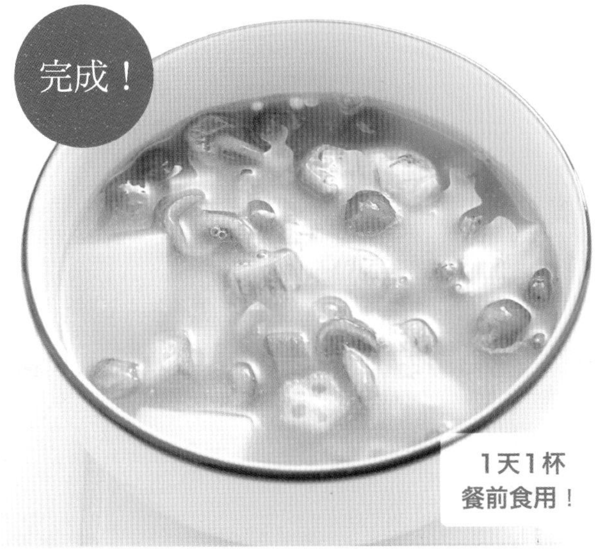

骼健壯不可或缺的磷及鎂等成分。【腰痛、膝蓋痛舒緩湯品】結合了5種食材一起烹煮，效果加倍值得期待。（落合敏）

自由搭配！【腰痛減緩香鬆】的作法

食譜設計／清水紀子

材料（易於製作的份量）

乾香菇…2朵
櫻花蝦…5g
黑芝麻…2小匙
鹽…少許

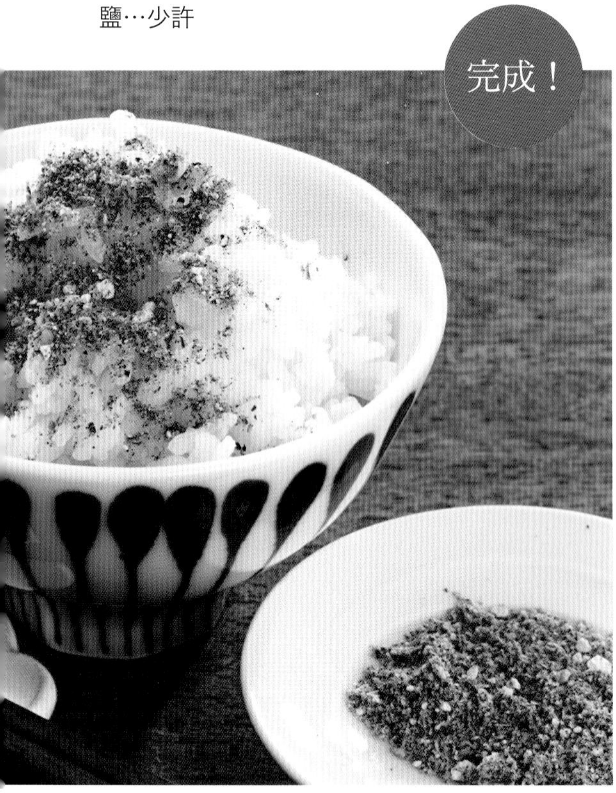

1天可食用約1匙左右的份量。除了灑在飯上也有其他的品嚐方式喔

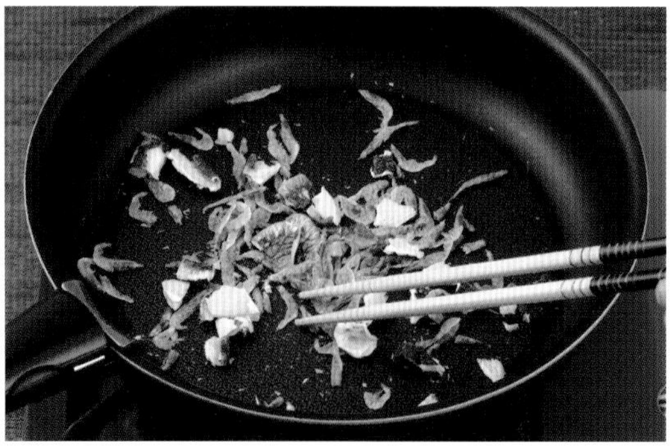

1 乾炒乾香菇及櫻花蝦

使用平底鍋拌炒用手撥碎的乾香菇及櫻花蝦約4～5分鐘

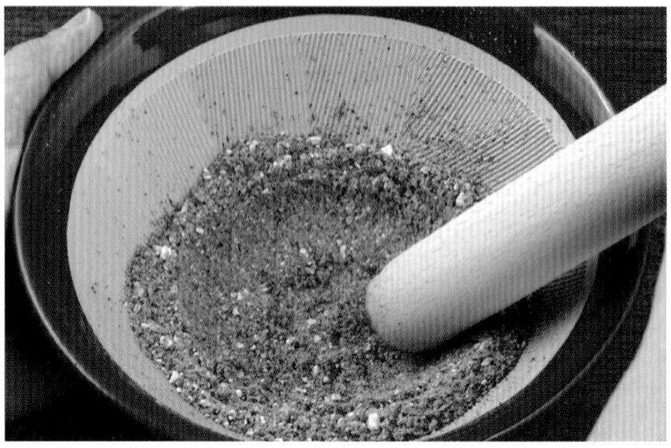

2 用研磨缽將材料磨成粉狀

將①的食材放入研磨缽或食物調理機中，磨成粉狀。再和黑芝麻及鹽混合

東方醫學看來對腰痛也有效果

當女性接近更年期時，受到雌激素減少的影響，生成骨骼的細胞減少、相反的破壞骨骼的細胞更加活化，也因此容易出現骨質疏鬆的狀況。如果腰部的骨骼過於脆弱，腰椎便可能在受到壓迫後出現骨折或是變形，並產生腰痛的症狀。要治癒這類型的腰痛，加強骨骼強度便是首要對策。

說到能強化骨骼的成份非鈣質莫屬，而要增強鈣質的吸收效率，則必須和含有維他命D的食材一起攝取。

因此，我們推薦將富含鈣質的櫻花蝦及富有維他命D的乾香菇磨碎後製作而成的【腰痛減緩香鬆】。這是一道可以預防及改善骨質疏鬆症的料理喔。

（岡本羽加）

使用方法

不只可以灑在飯上，也可以作為主食的調味！

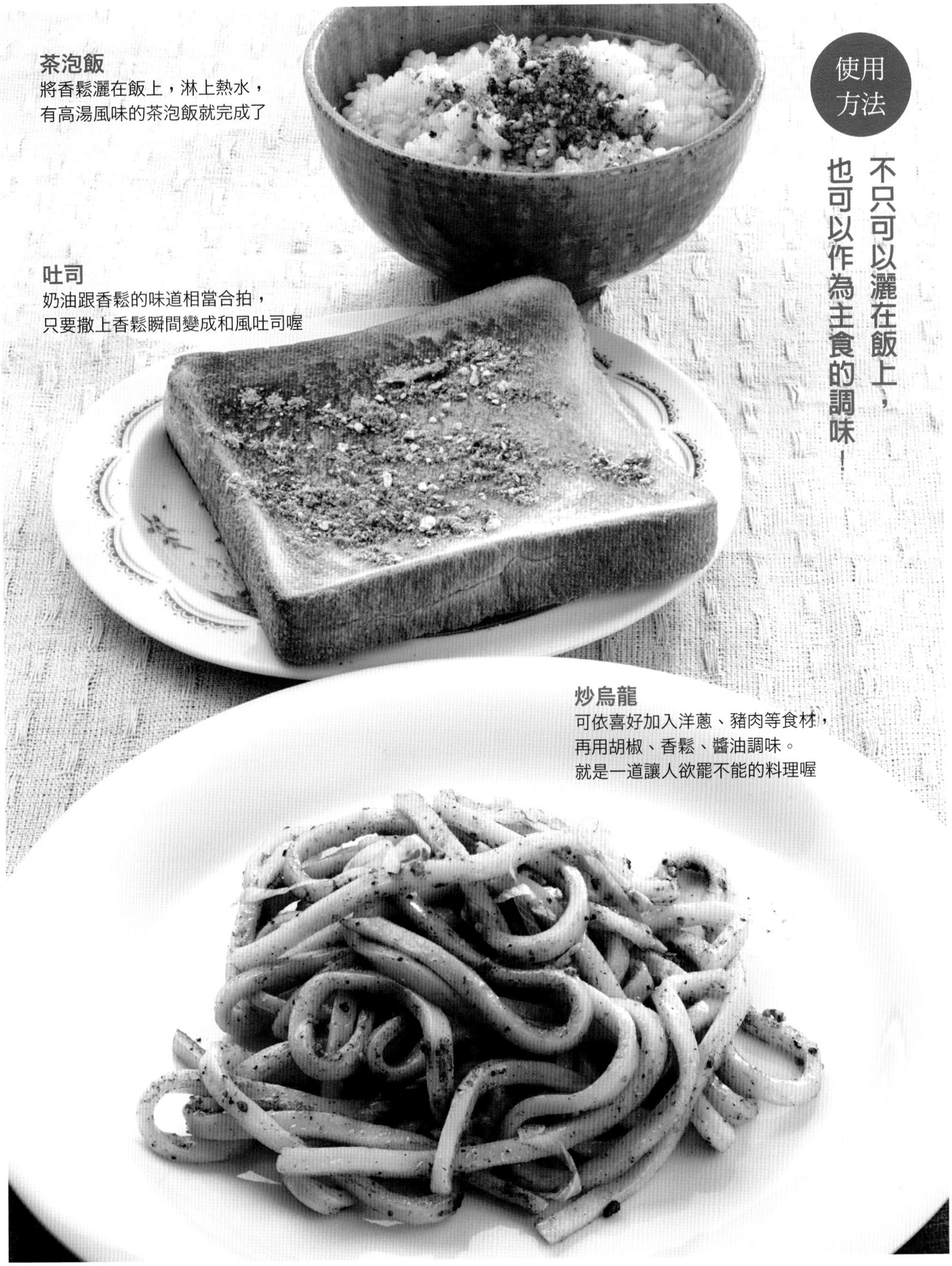

茶泡飯

將香鬆灑在飯上，淋上熱水，有高湯風味的茶泡飯就完成了

吐司

奶油跟香鬆的味道相當合拍，只要撒上香鬆瞬間變成和風吐司喔

炒烏龍

可依喜好加入洋蔥、豬肉等食材，再用胡椒、香鬆、醬油調味。就是一道讓人欲罷不能的料理喔

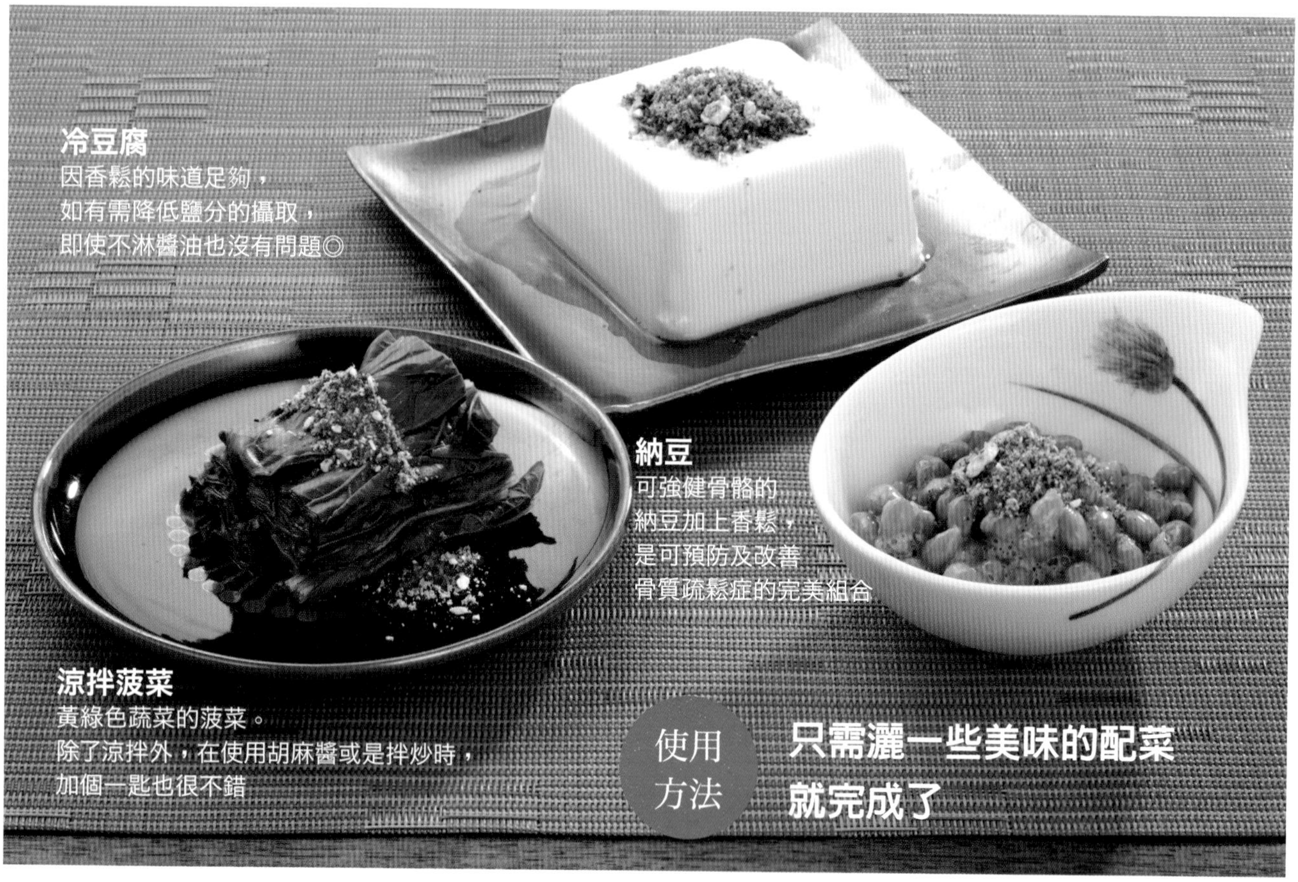

冷豆腐
因香鬆的味道足夠，
如有需降低鹽分的攝取，
即使不淋醬油也沒有問題◎

納豆
可強健骨骼的
納豆加上香鬆，
是可預防及改善
骨質疏鬆症的完美組合

涼拌菠菜
黃綠色蔬菜的菠菜。
除了涼拌外，在使用胡麻醬或是拌炒時，
加個一匙也很不錯

使用方法　**只需灑一些美味的配菜就完成了**

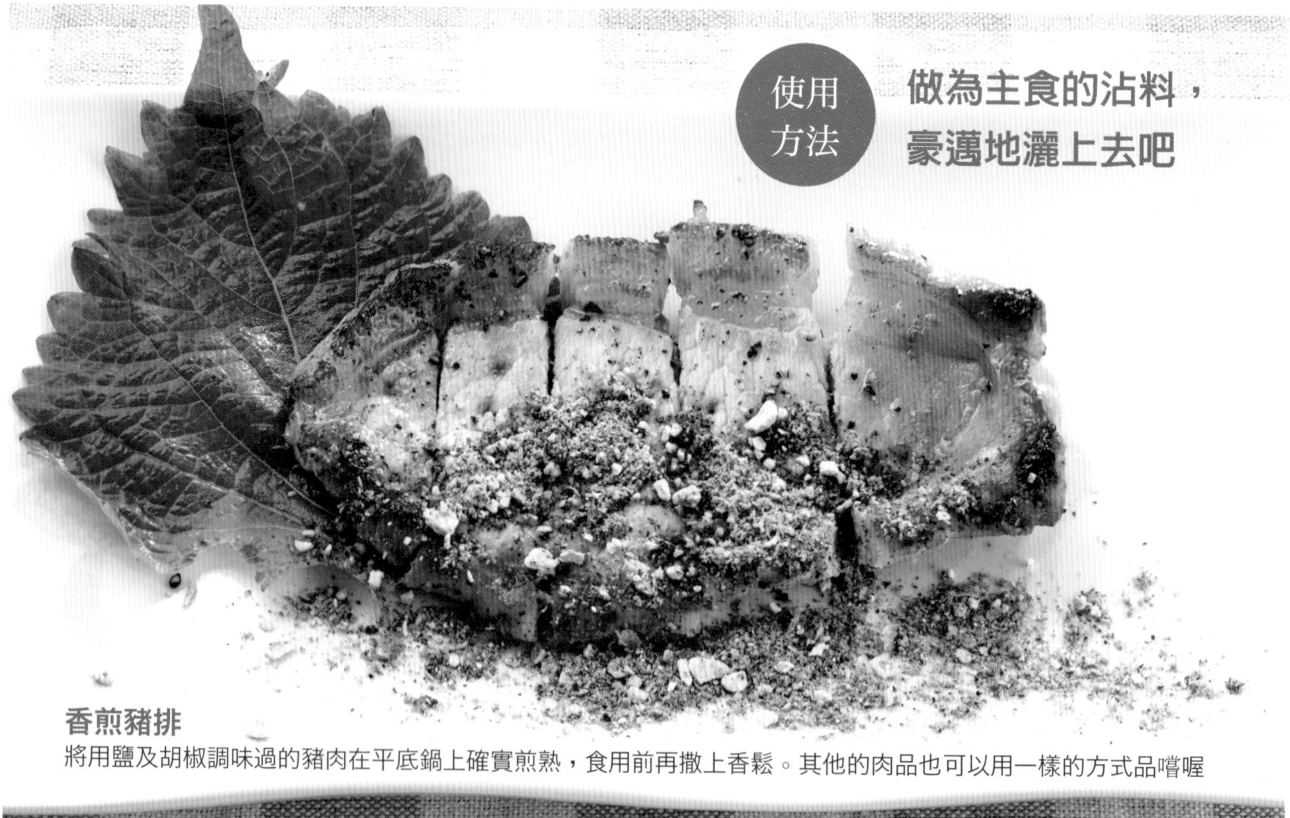

使用方法　**做為主食的沾料，豪邁地灑上去吧**

香煎豬排
將用鹽及胡椒調味過的豬肉在平底鍋上確實煎熟，食用前再撒上香鬆。其他的肉品也可以用一樣的方式品嚐喔

【膠原蛋白湯品】

雞翅富含膠原蛋白可預防骨頭及椎間盤老化，並可有效舒緩疼痛

可冷藏保存【膠原蛋白湯品】的作法

食譜設計／清水紀子

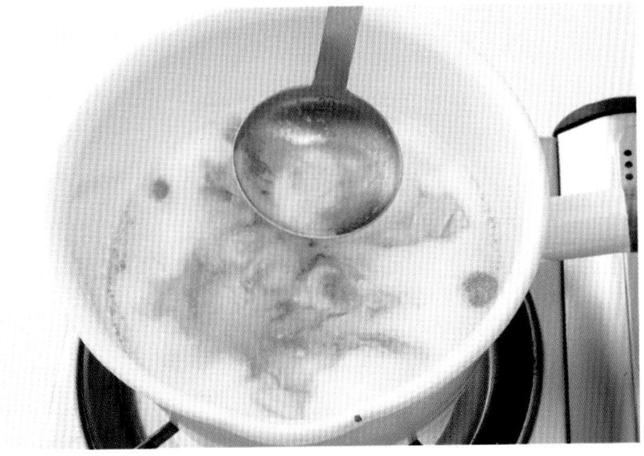

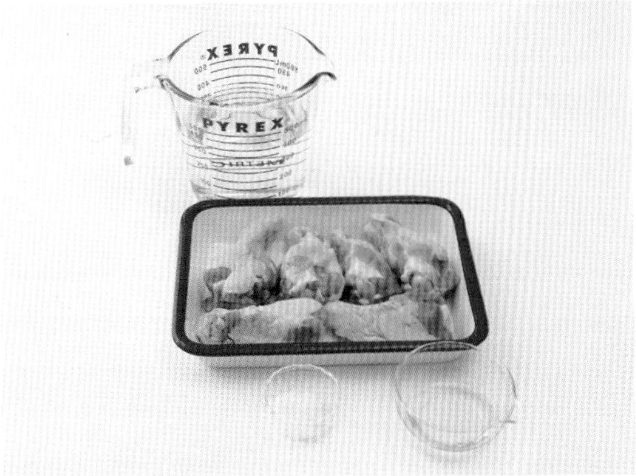

材料（3人份）

雞翅小腿…350g　水…800㎖

鹽…⅔小匙　醋…1大匙

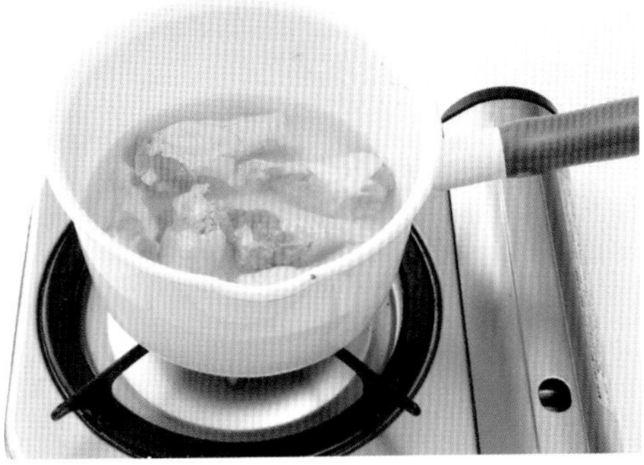

1 將材料全部加入鍋中開強火燉煮

2 煮滾後，仔細地將浮沫撈除。將火轉小後繼續慢慢燉煮

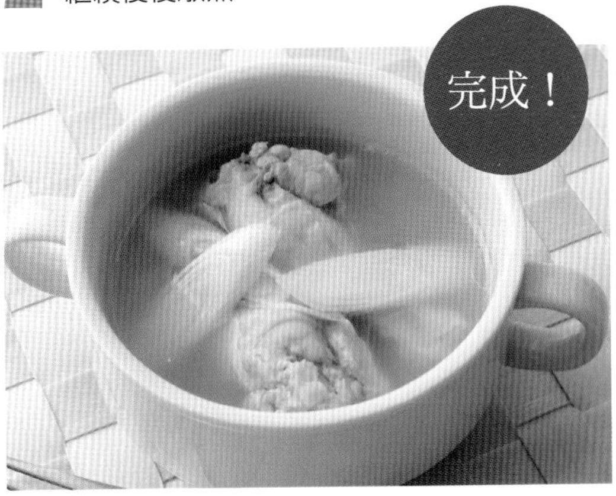

3 仔細地除去浮沫以及油脂大約兩次，再煮30～40分鐘就完成了。一次的份量大約是150㎖的湯加上2根雞翅小腿。冷藏可保存約3～4天。也可以加入蔥段一同享用

每天飲用可強化骨骼

骨頭及椎間盤老化，是造成脊椎管狹窄症及椎間盤突出的成因。

骨頭的主要成分是磷酸鈣與膠原蛋白，作為軟骨組織的椎間盤則是由膠原蛋白、硫酸軟骨素、葡萄糖胺等組成。

在缺乏膠原蛋白的狀況下，骨骼及軟骨組織無法變得更加堅實。因此我們推薦的是由雞腿小翅製作的【膠原蛋白湯品】。

雞肉雞翅的部位有富含大量膠原蛋白的明膠。另也含有硫酸軟骨素及葡萄糖胺。當雞翅經過燉煮後，這些成分也會融解在湯裡，一碗有著滿滿膠原蛋白的湯品就完成了。

（清水紀子）

豐富的維他命B_{12}可修復因脊椎管狹窄症受傷的神經細胞。就做為常備料理吧！

【燉煮豬肝】

吃得美味、吃得開心【燉煮豬肝】的作法

食譜設計／清水紀子

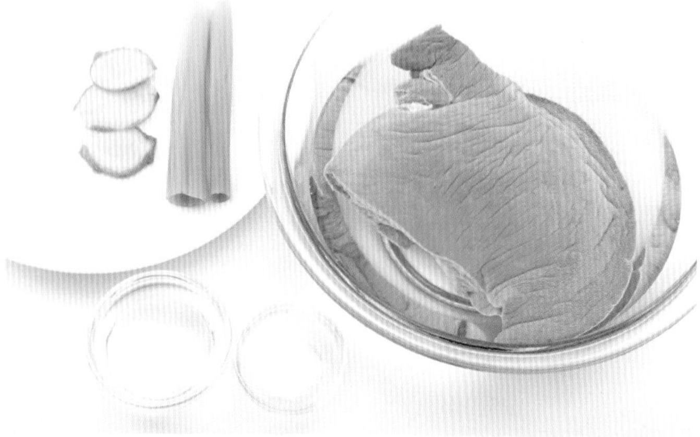

材料（6～10次份）

豬肝（塊）…300～500g

A 薑片…3片
長蔥（蔥綠的部分）…10cm
酒…2大匙

鹽…⅓小匙（搭配水200㎖）

水…適量

［事前準備］

將豬肝以清水快速沖洗，放入碗中並加水浸泡30～40分鐘，去除腥味

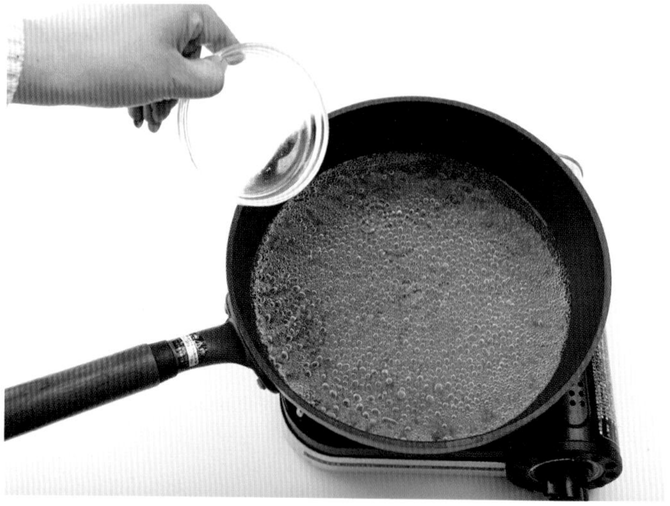

1 將水煮沸

在大鍋中加入可覆蓋豬肝的水量，200㎖的水需加入⅓小匙的鹽，開火煮沸

滿滿的維他命B_{12} 容易入手的食材

針對不易治癒的脊椎管狹窄症，其中一個標準的治療的處方是使用維他命B_{12}。

本來脊椎管狹窄症所引起的疼痛，是因脊椎管變窄壓迫到通過其中的神經所致。

維他命B_{12}是可用以修復神經的營養素。因為有這樣的特性，所以被當作修復脊椎管內受傷神經的處方藥。

說到富含維他命B_{12}的食材，除了蜆、蛤仔、鮭魚卵之外，雞肝、豬肝也是相當好的選擇。特別是貝類中維他命B_{12}的含量更為豐富，飲用用蜆或蛤仔做成的味增湯，對舒緩脊椎狹窄症的疼痛及麻痺不適也相當有效。雖然蜆及蛤仔是相當好的食材，但不適合久放。雞肝雖然一個一個小小的，但要在事前一一除去

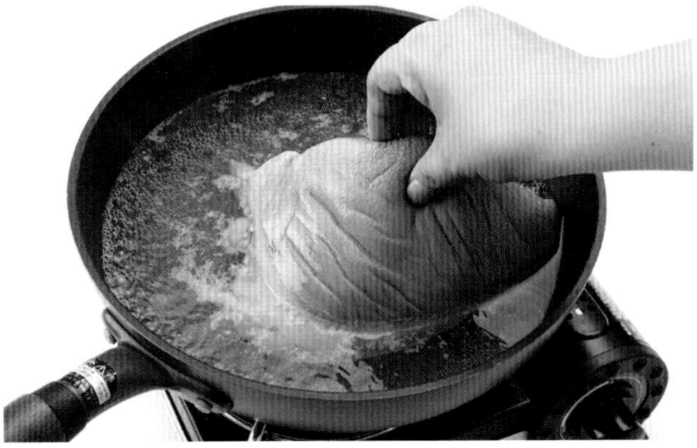

2 放入豬肝

待①沸騰後，豬肝以清水清洗瀝乾，放入水中後轉中火

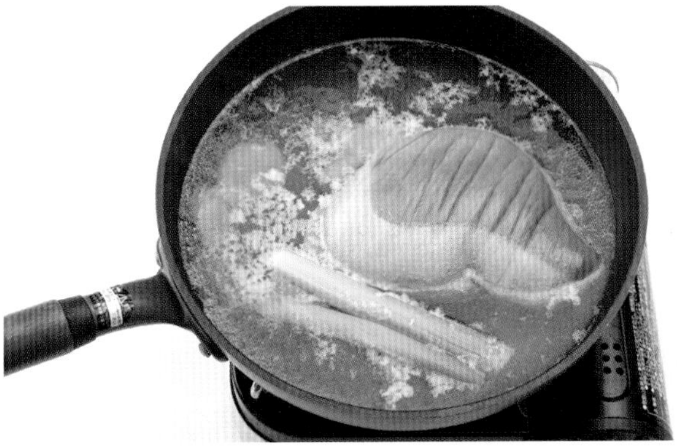

3 水煮豬肝

當豬肝浮起，再補充足夠的熱水，並加入A佐料。再次煮沸後轉小火燉40～50分鐘。燉煮過程中需調整水量，只要豬肝有部分浮出水面，便需補水

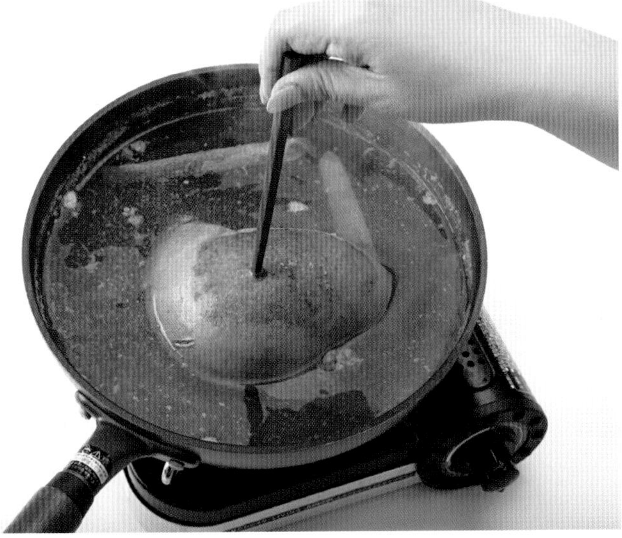

4 確認熟度

使用竹籤或竹筷插入豬肝最厚的位置，如流出的湯汁是澄澈透明的就完成了。放在鍋中靜置待溫度下降

完成！

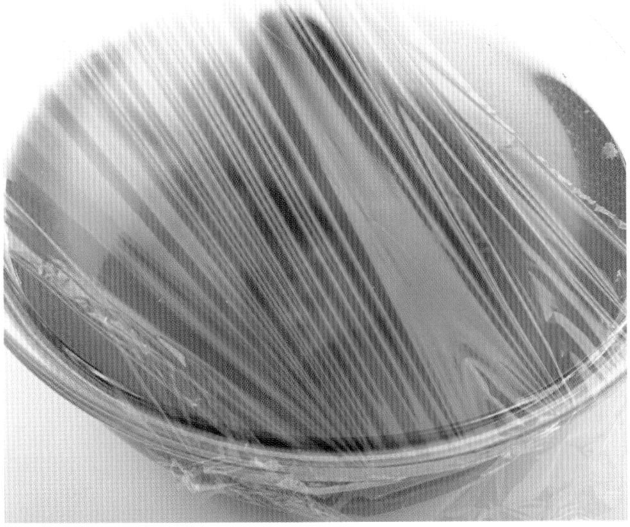

放涼後，連湯汁一起裝入可存放的容器內，並讓豬肝完全浸泡在湯汁中。使用蓋子或保鮮膜覆蓋，放入低溫冷藏。需於10天內食用完畢

1天1～2次
1次50g，用餐時一起食用

多餘的部分也相當麻煩。

所以我們相當推薦這道不需要太多事前準備，只需加熱就可以食用。一次做好多次的份量，10天慢慢品嚐也沒有問題的【燉煮豬肝】料理。

每天約50g的【燉煮豬肝】恰到好處，是會讓人想一吃再吃的料理喔。

（檢見崎聰美）

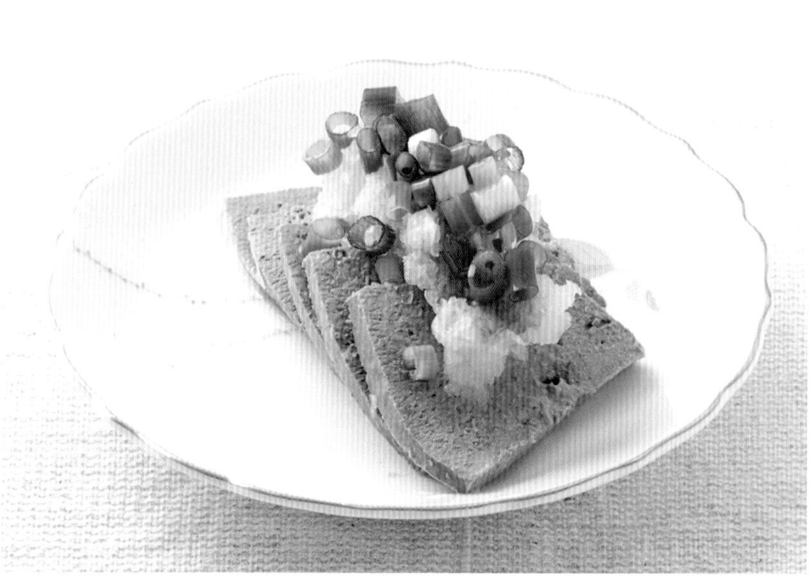

推薦食譜1●和風

燉煮豬肝
白蘿蔔泥佐柚子醋

❶煮豬肝50g切成約4～5mm厚度的薄片呈盤
❷加上白蘿蔔泥，撒上蔥花，淋上柚子醋就完成了

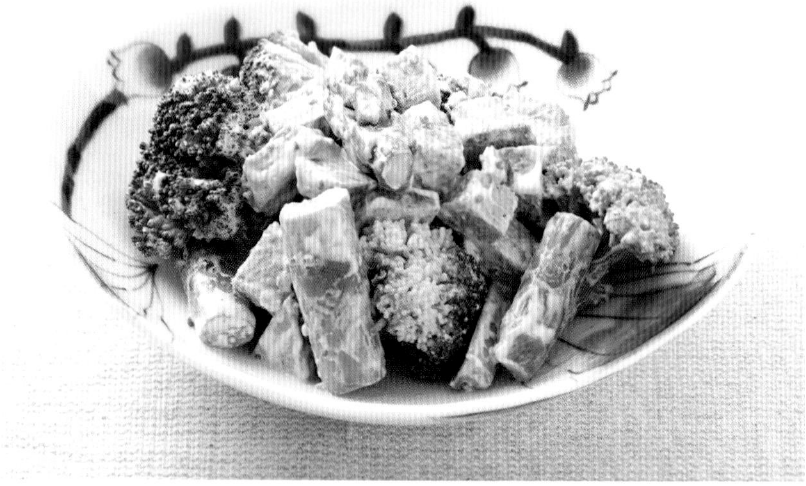

推薦食譜2●西式

燉煮豬肝
拌黃綠色蔬菜
佐美乃滋醬

❶煮豬肝50g切成約1cm的塊狀
❷綠蘆筍(1～2根)切段成3cm，和2～3小朵花椰菜一起入水汆燙
❸碗裡加入顆粒芥末醬、美乃滋各½大匙後攪拌，再加入①和②的食材就完成了

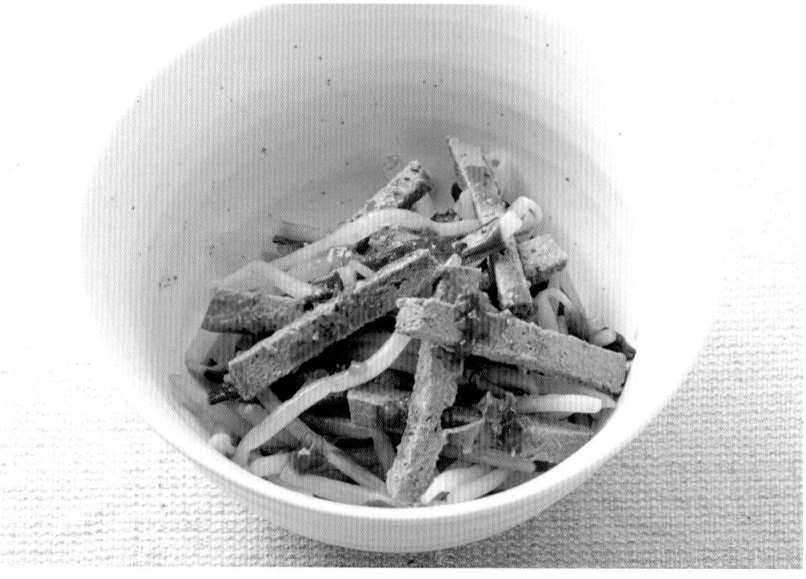

推薦食譜3●中式

燉煮豬肝
拌豆芽菜
佐豆瓣醬

❶煮豬肝50g切成長約5cm、寬5cm的細條狀
❷將¼的韭菜切成4～5cm長，和豆芽菜(50g)一起汆燙
❸碗裡加入少許薑泥、½小匙的芝麻油及¼小匙的豆瓣醬攪拌，加入①和②的食材，再以鹽巴調整味道就完成了

坐骨神經痛等神經性疼痛及麻痺，是因血液循環不佳引起

【肉桂薑茶】

促進血液循環、緩和「麻痺、疼痛」【肉桂薑茶】的作法

食譜設計／清水紀子

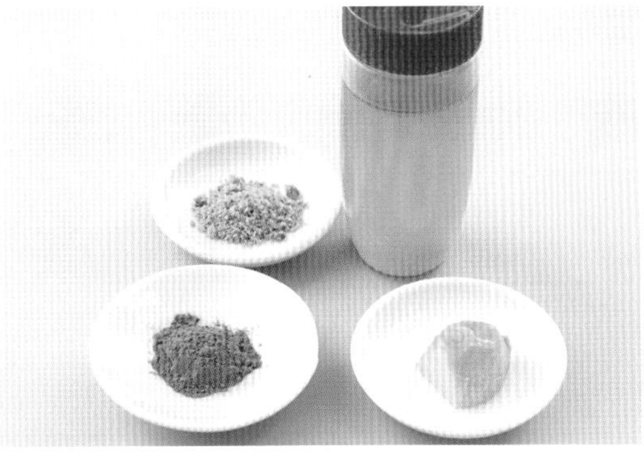

材料（2～3杯份）

肉桂粉…3g
薑…1塊（約15g）
蜂蜜或黑糖…適量

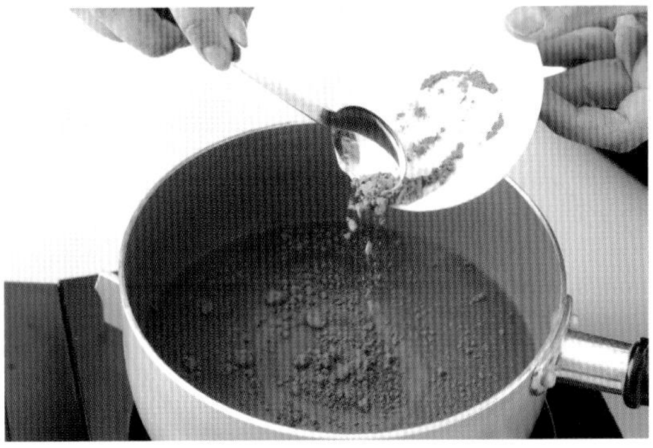

1 倒入材料

鍋中放入500mℓ的水，加入肉桂粉

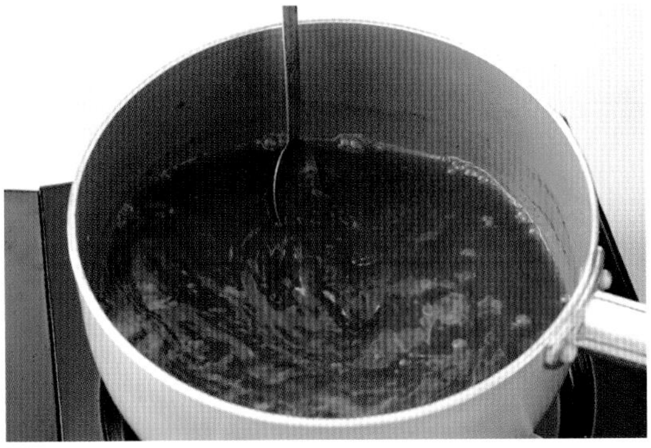

2 混合攪拌

開火加熱，持續攪拌直到肉桂粉融化，並煮至沸騰

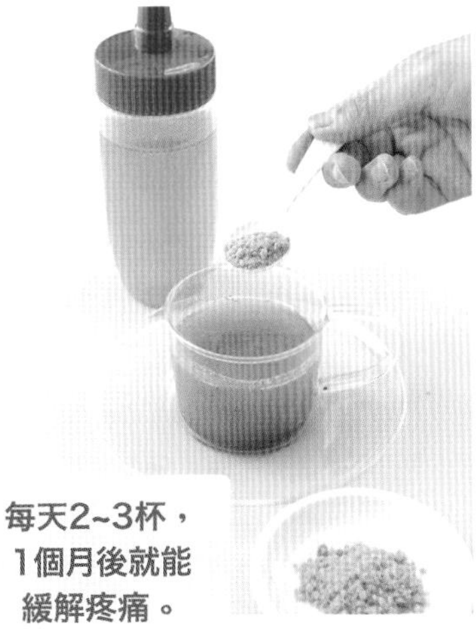

每天2~3杯，1個月後就能緩解疼痛。

3 添加甜味

放入杯中，加入適量的薑末。最後再用蜂蜜或黑糖調味就完成了

使用薑及肉桂粉製成的手工中藥

在東方醫學中，針對肩、手臂及下半身的麻痺疼痛等神經痛，多認為是因血流不順所造成。因此，在考慮以中藥進行調理時，多會考慮以通順血流，達到改善麻痺及疼痛不適的效果。

在能改善疼痛及麻痺的中藥處方中，有些是利用了在家裡也常見的食材。那就是肉桂（肉桂粉）及乾薑（乾燥的薑粉）。

雖然正式的中藥配方並不只使用這些材料，但對家裡附近沒有中藥行，又想要試點什麼的人來說，品飲簡單版本的手工中藥茶飲【肉桂薑茶】是相當不錯又有效的選擇喔

（永山正之）

輕鬆舒緩腰痛、拉傷、椎間盤突出之不適，一鼓作氣調整腰痛體質的簡單小秘訣

【提手轉腰運動】

鍛鍊「腹斜肌」，預防及改善拉傷的小秘訣

鍛鍊腹斜肌【提手轉腰動作】的操作方式

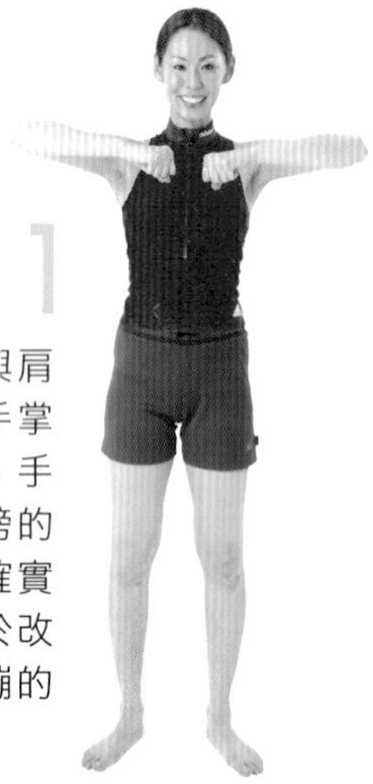

1
雙腳打開與肩膀同寬。手掌握緊拳頭，手臂抬到肩膀的高度。手確實握緊有助於改善肩膀緊繃的症狀

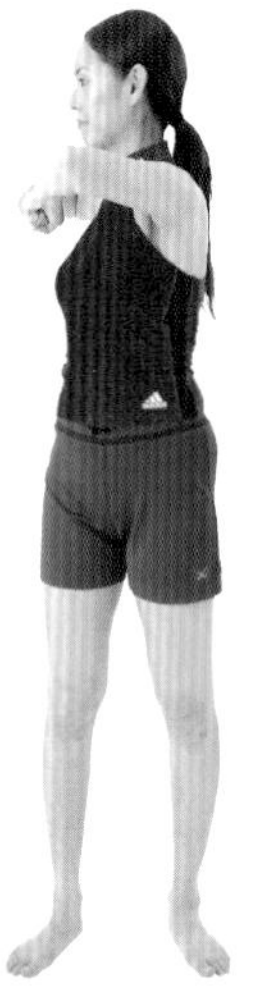

2
將腰向右轉，直到正對側面時停下，出聲數10秒。發出聲音會幫助這個動作變成有氧運動。左側也用一樣的方式操作

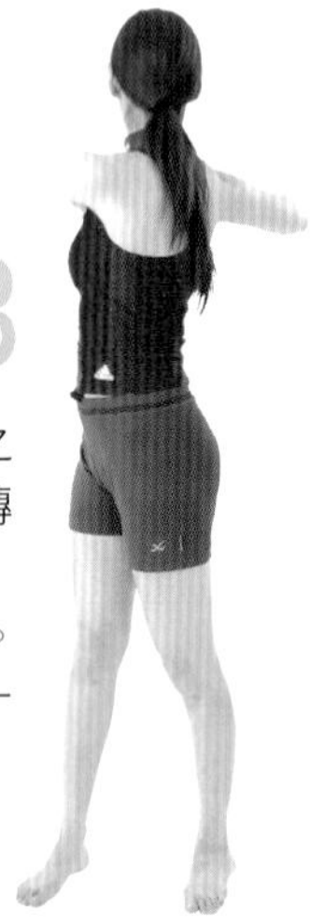

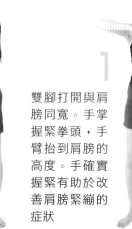

3
身體變得柔軟之後，試著把腰轉到極限再停下，出聲音數10秒。左右兩邊都以一樣的方式操作

因為幾乎沒有腹斜肌，有代謝問題的人可說是「腰痛候選人」

腹斜肌指的是從肋骨延伸到恥骨的肌肉，一般來說我們又稱為「腹肌」。沒有腹肌，腰部便會承受相當大的壓力。特別是有代謝問題的人，因缺乏腹肌，加上脂肪堆積，可以說是「腰痛候選人」也不為過。

腰痛時，使用護腰固定腹肌作為緊急處理雖然相當有效，但為了改善並預防腰痛的出現，鍛鍊腹肌還是相當重要的工作。

【提手轉腰動作】的操作，是把手握拳、手臂抬到肩膀的高度，並將轉腰到正側面，再出聲數10秒的一連串動作。發出聲音可以讓整個動作轉為有氧動作。左右兩側都以一樣的方式操作。

（長谷慎一）

【緩解僵直的伸展運動】

紓緩因緊張而不自覺緊繃的肌肉，緩解腰部疼痛及僵直問題

1天1～10組
泡澡後操作
更有效果

【緩解僵直的伸展動作】的操作方式

躺在地板上，確認身體的姿勢

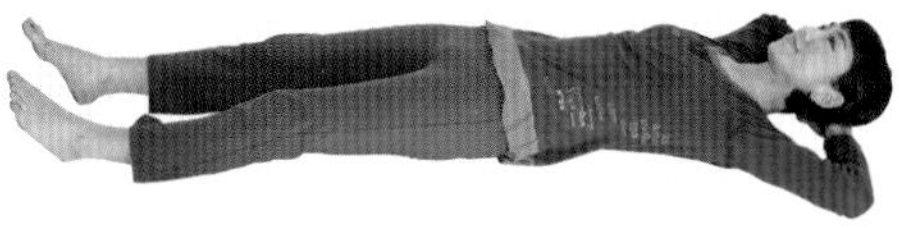

仰躺於地板上。雙手枕在頭部下方，確認動作時頭及肩膀要上抬的高度

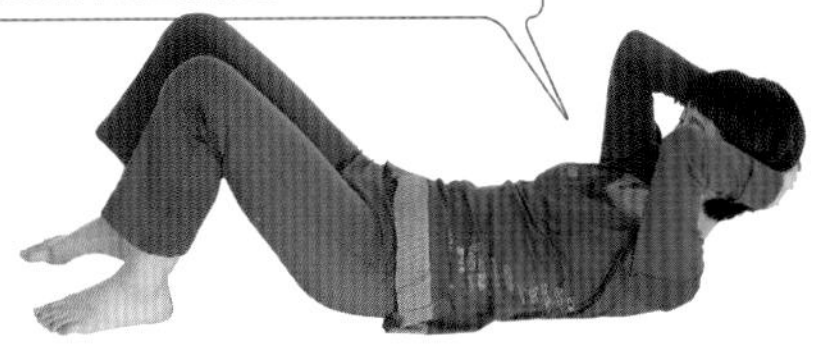
吐氣想像要將背部做成圓弧狀，
並將頭部向上抬起

1 雙手枕在頭下。靠手部力量將頭抬起。下巴盡可能接近胸口的位置。這時需注意，腰部周圍需貼著地面。本組動作來回操作五次

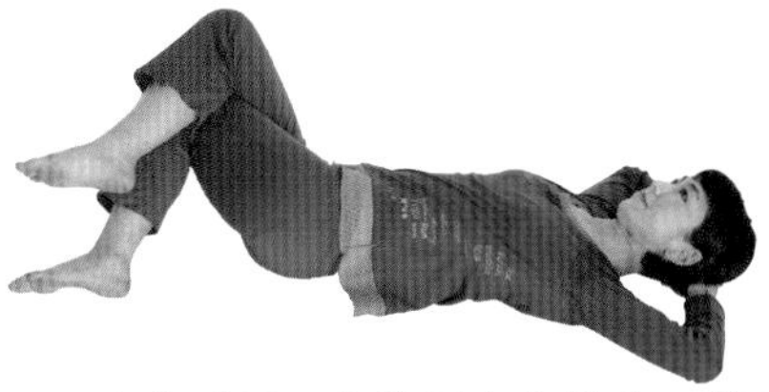

2 雙腳膝蓋重疊，右膝疊在左膝上。雙手枕在頭下，將雙膝倒向右方後停止

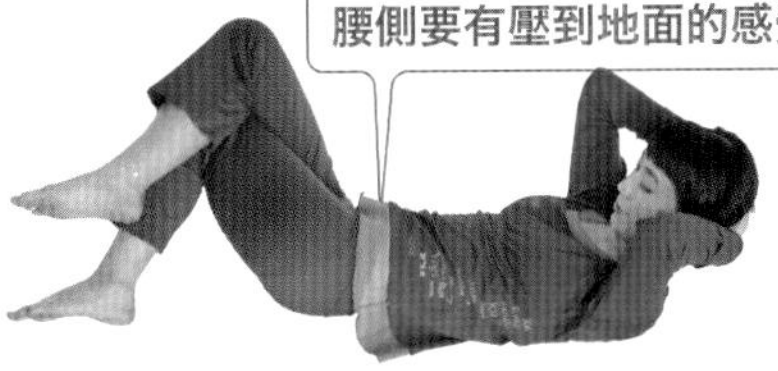

3 維持2的姿勢，將頭抬起。重複5次。接著改為左膝疊到右膝上，倒向左方。相反方向也以同樣的流程操作

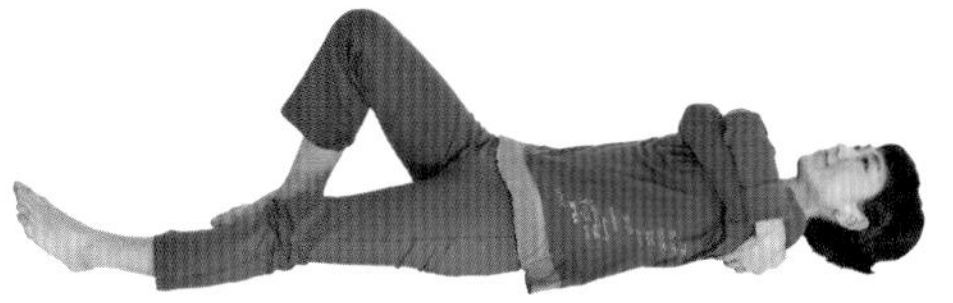

4 將右腳膝蓋立起。用雙手抱住左右肩膀，右手放在左邊腋下下方，扶著左邊肩胛骨，左手環繞右手腕上方抱住右邊肩胛骨

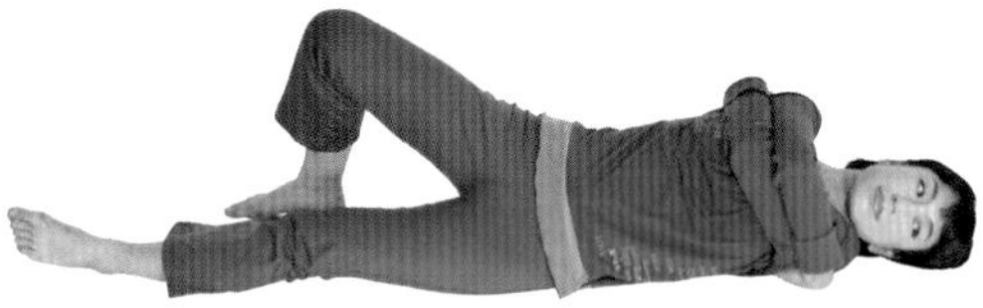

5 左手拉起右邊肩胛骨，使頭向左轉。這時右腳踩穩地面，協助翻轉的動作。右膝朝向天花板。下一步驟，用右手拉起左肩胛骨，使兩肩向右轉。這時候右膝儘可能不要向右邊傾倒，維持朝向天花板的方向。這組動作來回做五次。相反方向左膝立起的動作，手腕上下對調後也依照一樣的方式操作

可刺激與平常不同的神經迴路及腦部區塊，是相當獨特的動作

【緩解僵直的伸展動作】因與平常直覺的動作不同，是相當獨特的伸展動作，可以刺激與平常生活中不同的神經迴路及大腦區塊，改善不正確的身體姿勢。

這個動作絕不困難，依照自己的節奏，保持良好的心情在可以做到的範圍內操作就可以了。

如果能確實做好這組動作，可在不自覺間舒緩緊繃的肌肉，緩解僵直的不適。

不要勉強，在維持舒適的狀態下操作，便能慢慢找到符合自己能力，讓身體自在的操作方法。

這個動作也可改善因姿勢不良導致的腰痛及膝蓋疼痛喔。

（北洞誠一）

【單腳提臀】

鍛鍊臀部肌肉，消除長年腰痛

1天不用5分鐘【單腳提臀】的操作方式

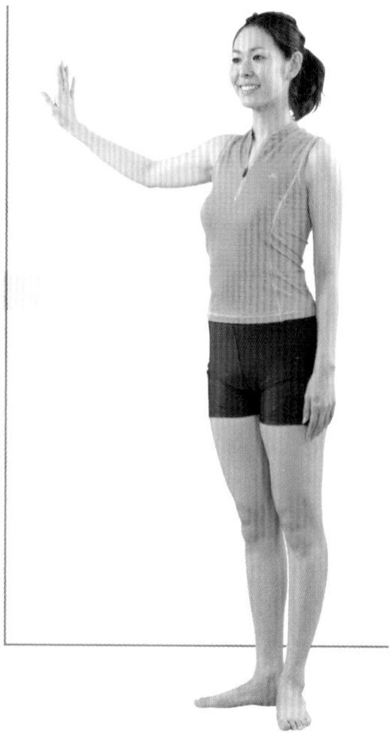

1 手扶牆壁，身體站直

雙腳腳跟貼合，腳尖打開成90度，身體站直，手扶牆壁，右手與地面呈平行

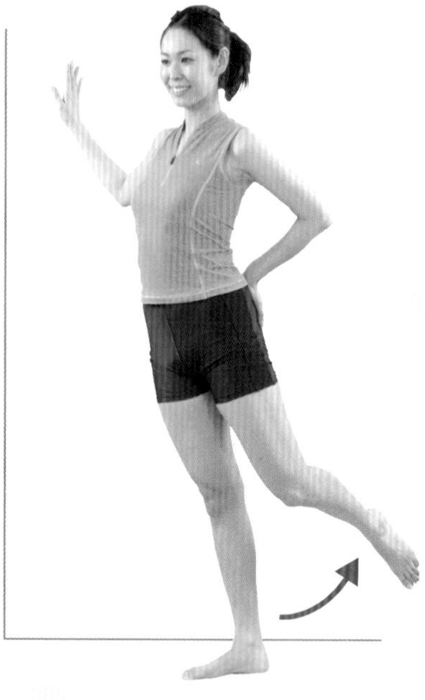

2 扶著臀部，腳輕輕的向後抬起

左手扶著臀部的肌肉，左腳輕輕地向後抬起，停留10秒。左腳再慢慢放下

早晚各5次

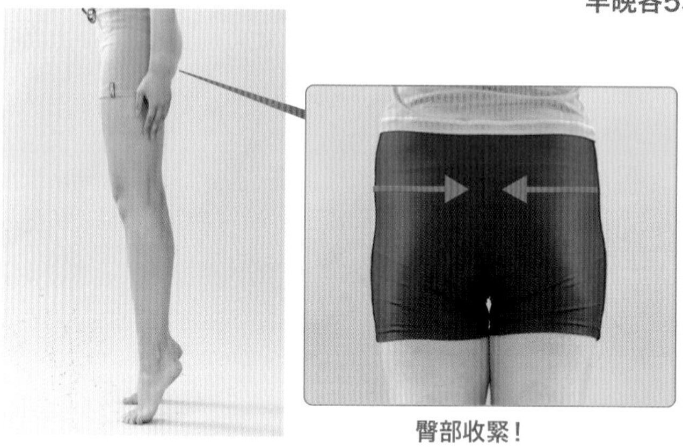

臀部收緊！

3 身體站直將腳跟離地

手離開牆壁，身體直立的狀態下將腳跟離地，停留10秒。這時需切記要將臀部夾緊。將1～2左右手交換，再做一次3的動作

搭車時也可操作，不會太顯眼的動作

【單腳提臀】是可以訓練大臀肌、中臀肌的動作。操作上非常簡單，只需要將手扶牆、單腳抬起，最後再將腳跟離地就完成了。動作不大，即便是乘車時或是辦公的休息時間，操作起來也不會太過顯眼。早晚各五次，兩週後便可以感受到肌肉變得緊實，也可以明顯感受到長年疼痛的腰部肌肉變得柔軟。

這個單腳提臀的動作，不管是有脊椎管狹窄症或是椎間盤突出的患者都可以安心地操作。如果站著操作會覺得不舒服，可以試著趴著並以相同的方式抬腳，也會有所幫助喔。不只是為了舒緩腰痛，為了讓身體恢復更年輕的狀態，試著挑戰看看吧。

（內田輝和）

【骨盆旋轉體操】

舒緩軟化支撐骨盆的肌肉，矯正姿勢、消除腰痛

只需早晚各做1次！【骨盆旋轉運動】的操作方式

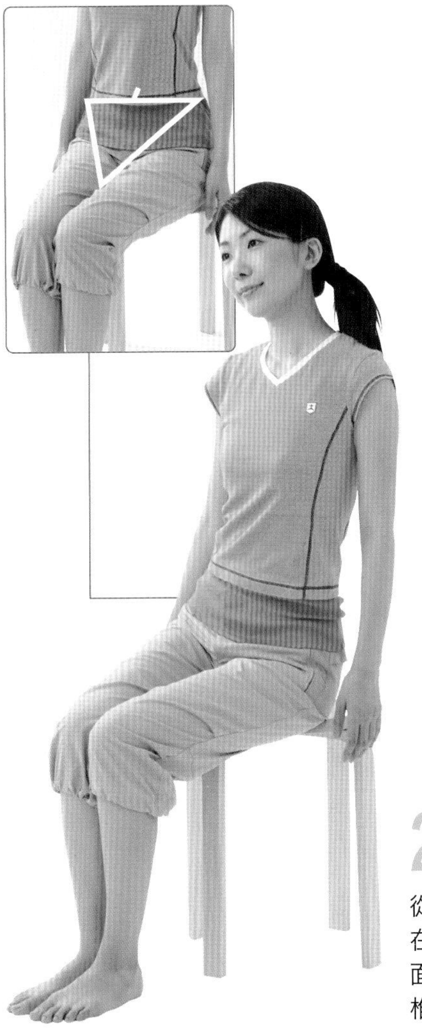

1 擺好基本姿勢

兩腳併攏坐好，大腿及膝蓋下方呈現90度。如果椅子過高可在腳下墊上書或雜誌調整高度。再來，將背部打直，胸口拉開，大腿與上半身呈現90度

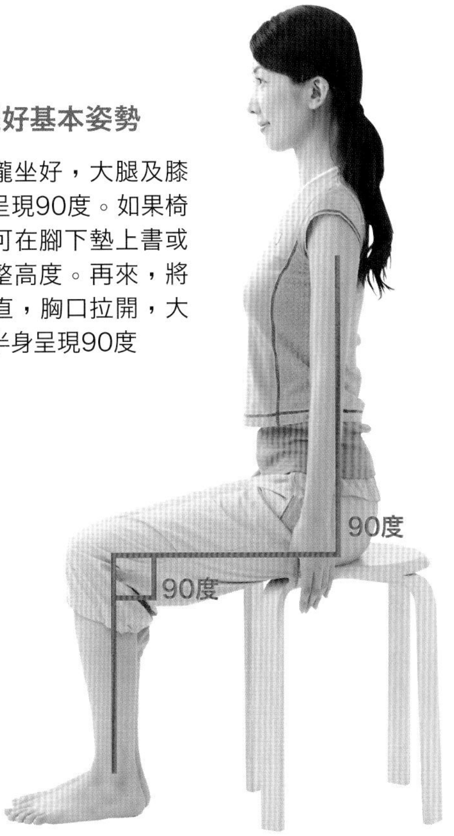

左右各30圈為1組，早晚各1組

2 旋轉腰部

從肚臍位置開始轉腰，畫一個直徑約5cm的圓。想像像一個陀螺在旋轉就OK了。脊椎就是陀螺的軸心，尾椎骨就是陀螺接觸地面的位置，而陀螺的邊緣就可想成是我們的肚臍，就這樣以脊椎為中心進行旋轉運動

解決骨盆歪斜的問題，便可改善腰痛及緩解肩膀僵硬的狀況

【骨盆旋轉運動】是一個可坐在椅子上完成的動作。只要想像自己像一個陀螺，將腰部往水平的方向旋轉就完成了，相當簡單。不需特別的道具，時間也不受限制，是任何人都可以操作的動作喔。

【骨盆旋轉運動】可以協助軟化支撐骨盆周圍的肌肉。肌肉軟化後，之前因受到限制而無法做的動作也會變得更加流暢，骨盆歪斜的問題也會迎刃而解。也因此腰痛、肩膀僵硬、頭痛等症狀也會有所改善。

這個動作可協助血流順暢，腸道的內部溫度上升，也可防止便秘、發冷等不舒服的症狀出現。

（高橋永壽）

【滾動脊椎】

通暢氣血使肌肉放鬆，藉此緩解腰痛

對肩膀僵硬、發冷、坐骨神經痛相當有效

人體有被稱為經絡的構造，當經絡的氣血淤積、循環不佳時，與之相關的內臟機能就會變差，進而引起不適症狀。而「腎經」及「膀胱經」的阻塞，就是造成腰痛的成因之一。腎經因與在腰部附近的腎臟有著密切的關係，當經絡阻塞時，腎臟的機能就會減弱，水分代謝變差，除了引起浮腫、排泄障礙等問題外，腰部及膝蓋疼痛等症狀也會一一浮現。另外，膀胱經的阻塞則會導致足部及腰部出現發冷的症狀，肌肉也較易處於緊繃的狀態。

因此，為了改善腰痛，保持腎經及膀胱經的氣血順暢是不可或缺的要件之一，這時候我們可以自行操作的動作就是【滾動脊椎】。使用毛巾放在脊椎周圍協助轉動，簡單的動作就可以刺激腎經及膀胱經的運作，改善氣血流動，使體溫提升、減緩疼痛。這個動作不只對改善腰痛有所助益，肩膀僵硬、坐骨神經痛、發冷等症狀也可有所改善。

（村井玉枝）

通暢氣血、緩和的溫暖背部，改善腰痛【滾動脊椎】的操作方式

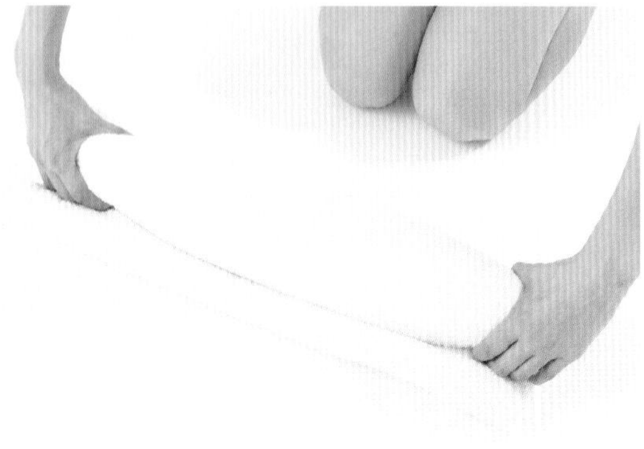

1 將兩條毛巾重疊，從短側開始捲成筒狀

左右來回1次，重複8次就可以改善腰痛的症狀

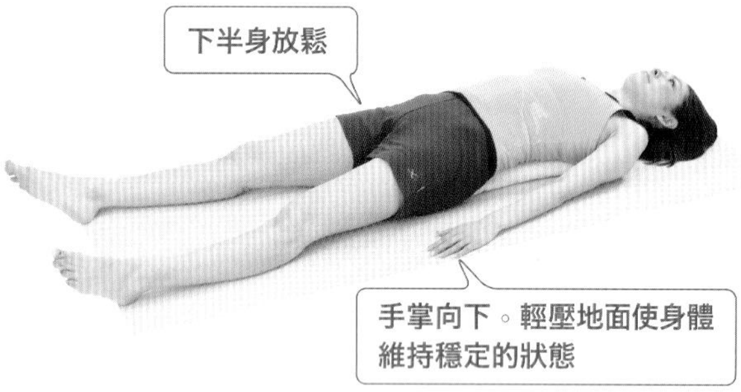
下半身放鬆
手掌向下。輕壓地面使身體維持穩定的狀態

2 將在1折成筒狀的毛巾貼合脊椎成仰躺姿勢。一開始可將兩腳膝蓋立起，等習慣後再將兩腳伸直會更容易操作

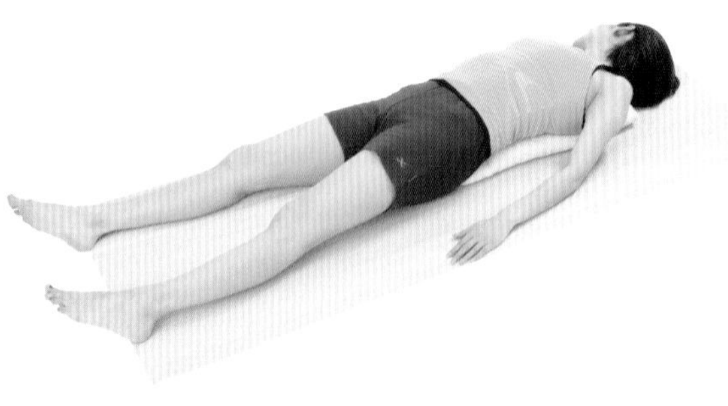

3 自然的呼吸，以毛巾為支點身體左右轉動。左右來回為1次，重複8次

只需要一條毛巾，便可緩解因腰椎歪斜導致椎間盤突出的疼痛不適

【毛巾摩擦術】

只需一條毛巾便可緩解椎間盤突出的疼痛不適！【毛巾摩擦術】的操作方式

在洗澡後
等身體暖活時操作

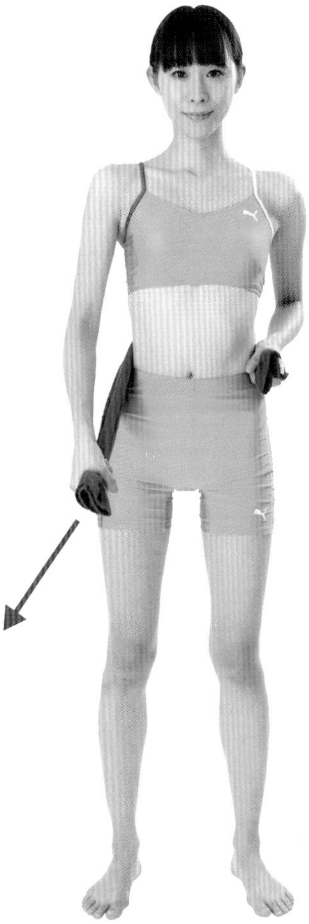

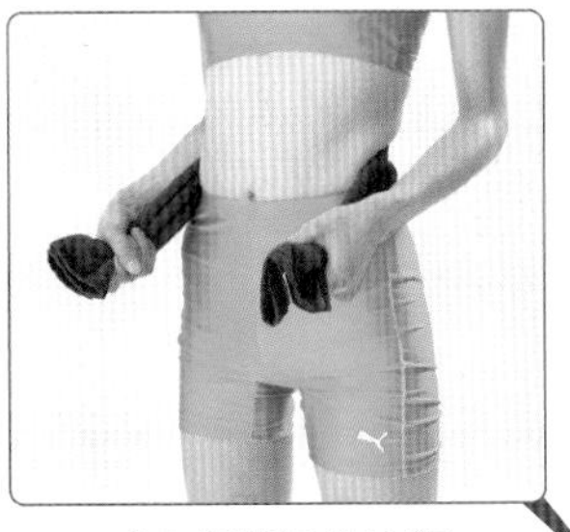

毛巾靠著骨盆拉緊

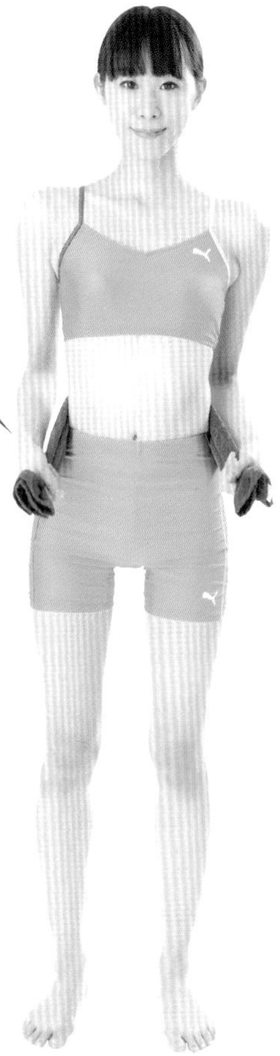

NG! 毛巾由右向左滑動是不行的！

毛巾由右向左拉動時，會導致脊椎歪斜的症狀更加惡化，絕對禁止！

2

毛巾確實緊貼身體，由左向右將毛巾向下拉。不要太過用力，而是輕輕的將毛巾咻～的滑過

1

手拉毛巾兩端，於背部旋轉。毛巾需確實貼緊身體。感覺像是用毛巾拉住左右骨盆的感覺

習慣後，會發現骨盤歪斜的狀況逐漸改善

有腰痛、膝蓋痛等下半身出現關節痛或是麻痺不適的人，通常都有腰椎向左側傾斜的狀況。這種傾斜的狀態我們稱為「歪斜」。

導致腰椎歪斜主要的原因，是因為被稱為血清素的神經傳達物質集中在脊椎週邊多裂肌的左側，使其收縮而導致脊椎受到拉扯，出現歪斜的情形。歪斜會壓迫的神經及血管，導致下半身的腰部、膝蓋等出現疼痛、麻痺及不好行動等症狀。

【毛巾摩擦術】相當簡易，是利用毛巾來矯正並改善腰椎歪斜的自主操作方式。特別是在洗澡後身體溫熱時操作更有效果喔。

（臼井公一）

輕柔的按摩皮膚，調整歪斜的肌肉及關節，不只腰痛，一併和髖關節及膝蓋疼痛說拜拜

【皮膚體操】

皮膚的動作與肌肉及關節的動作息息相關

受到日常不良習慣動作的影響，髖關節週邊及膝蓋周圍的皮膚易變得緊繃僵硬，肌肉及肌腱無法順利動作，關節更無法流暢的發揮應有的功能。這些狀況都會導致身體的負擔加劇，也常因此引起髖關節痛、腰痛、膝蓋痛的症狀。

【皮膚體操】是一個透過身體外部操作，改善內部狀態的動作。人可以透過肌膚感受到質地的不同及氣溫的變化。這是因為皮膚上有感覺的接收器，接受器會將收到的資訊傳遞至腦部進行統整。另外，腦部也會感受到身體的疲憊。要修復身體的疲勞及疼痛，腦部扮演著相當重要的控制角色。

【皮膚體操】利用皮膚的動作刺激腦部。說有消除疲勞、緩和疼痛的效果也不為過。

操作方式非常簡單，稍微要注意的部分是並非輕撫或是揉捏皮膚，而是幫助皮膚「動作」。請參考左圖的流程，以早中晚三次，每次3～5組的頻率試看看吧。

（宮田透）

針對腰痛特別有效果的皮膚體操【皮膚體操】的操作方式

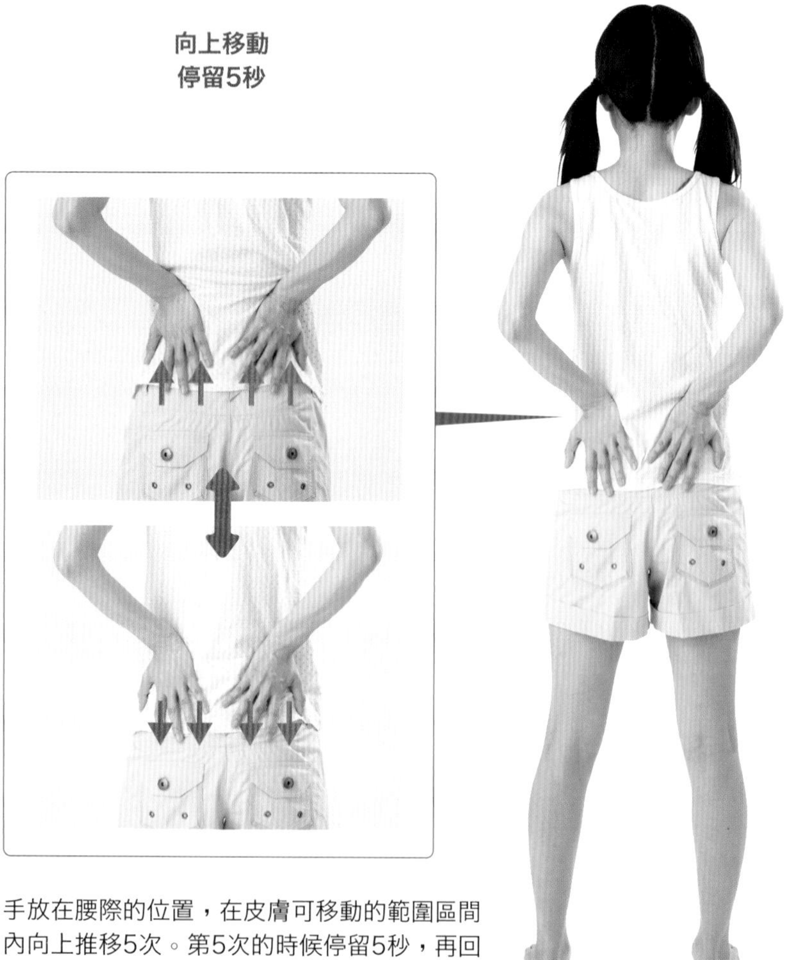

手放在腰際的位置，在皮膚可移動的範圍區間內向上推移5次。第5次的時候停留5秒，再回到原來的位置。反覆操作3～5遍。可分成早中晚三個時段逐步操作

只需一條繩子，便可調整髖關節的歪斜問題，並跟腰痛說再見！

【髖關節舒緩綁繩術】

協助髖關節回到正確的位置，進而擊退腰痛！【髖關節舒緩綁繩術】的操作方式

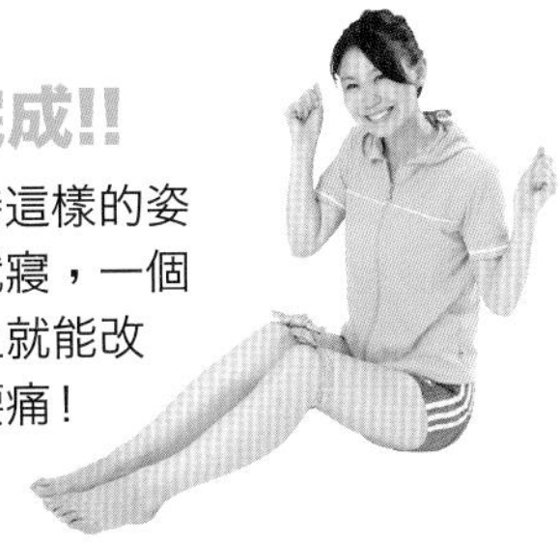

完成!!

維持這樣的姿勢就寢，一個晚上就能改善腰痛！

骨盆應該會有被拉提的感覺喔！

就這樣採取仰睡的姿勢，只需一條毛巾，從髖關節開始到骨盆、脊椎、肩膀，都可以回到正確的位置。不習慣仰睡的人可以採側躺睡姿，並在膝蓋下方墊一條毛巾OK了

需準備的東西

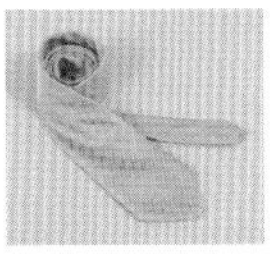

繩子…1條
（這次使用舊領帶）

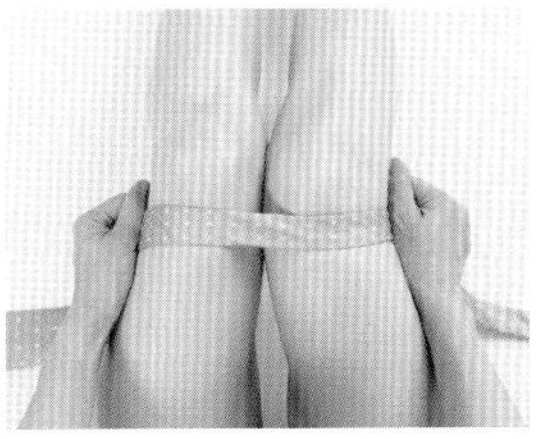

1 將綁繩交叉

把舊領帶的中段放在雙膝上方，並於雙腳下方交叉

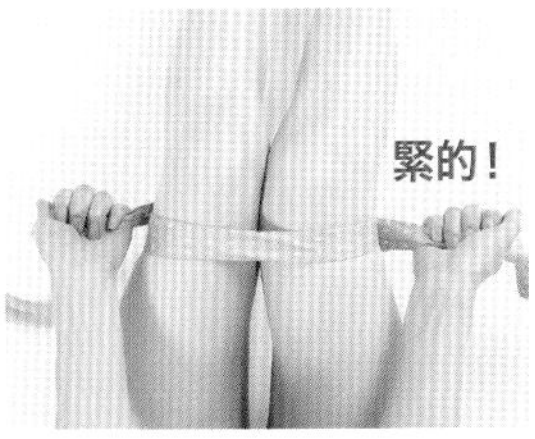

2 用力拉緊

反手抓緊舊領帶，拉緊使雙膝靠緊

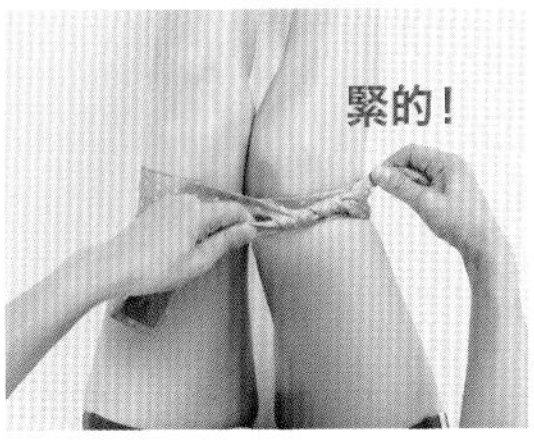

3 在膝蓋上打結

將舊領帶在膝蓋上面打結，在右側膝蓋上拉緊後再打一個結

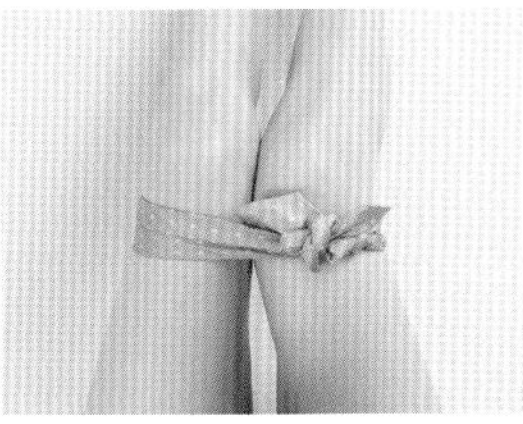

4 打上蝴蝶結

輕輕地打上蝴蝶結

應用篇 利用睡前2分鐘，消除椎間盤突出的不適疼痛！

【抱膝體操】的操作方式

想要有比【髖關節舒緩綁繩術】更好的效果！有這樣需求的朋友，請務必試看看【抱膝體操】。一天只需在睡前做2分鐘就很有效果喔！

1 仰躺將雙膝彎曲

膝蓋維持綁住的狀態，並採仰躺姿勢。臀部下方墊上一條捲起的毛巾，手扶雙膝協助膝蓋彎曲

2 將兩膝靠近胸口

利用反作用力反覆將兩膝拉近胸口，持續2分鐘

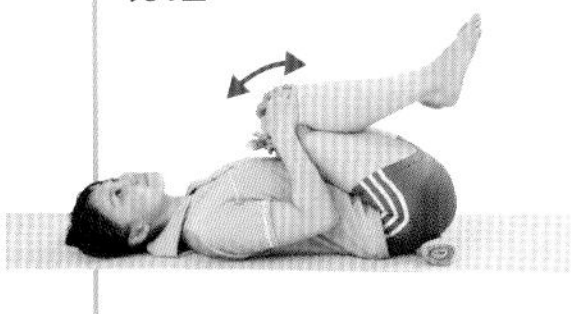

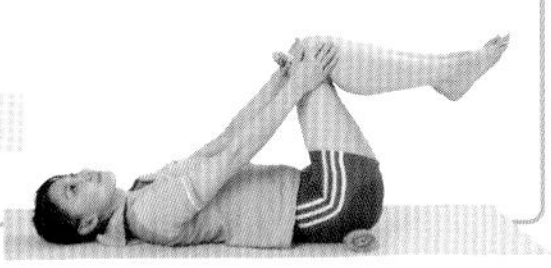

髖關節歪斜會導致腰痛！

只需在雙膝綁上繩子就寢。就這樣便可以將髖關節移回原本正確的位置，並可防止全身出現歪斜的狀況。要綁得正確需注意三個重點。

①要雙腳一起確實綁緊。

②兩膝間絕對不可以夾著毛巾。

③盡可能將兩腳伸直並採仰躺睡姿。

在睡覺的6～8小時間，持續將髖關節維持在正確的位置，骨盆及脊椎也能回到正確的平衡狀態，肌肉及神經受到的壓迫也會因而減緩。快的人約3～4天腰痛就可改善。

（奧村耕二）

自然而然舒緩 脊椎管狹窄症症狀 的方法

【前彎鞠躬動作】

通暢氣血，提高腎臟機能提升水份代謝，藉此改善腰痛、去除疲勞

「腎經」及「膀胱經」不通暢會引起腰痛

在東方醫學中，「氣」是維持身心健康不可或缺的能量指標。另一方面，「經絡」則指的是氣運行的通道。我想大家應該有聽過穴道這個詞語，經絡就是連結著３６０個以上穴道所連成的線喔。

另外，人體裡有數個不同的經絡。如果經絡的氣血瘀滯、通行不暢，與其相關的內臟機能便會減弱，也會因此引起不適症狀。

其中，「腎經」及「膀胱經」的不通暢便是引起腰痛的成因之一。會這麼說是因為腎經與腰部周圍的腎臟緊密相關，腎經不順便會造成腎臟機能變差，水分代謝的功能惡化，除了出現浮腫、排泄障礙等狀況外，更會出現腰痛及膝蓋痛的症狀。另外，膀胱經不順則會引起足腰發冷、肌肉緊繃等不適。

因此，要改善腰痛，必須疏通腎經及膀胱的氣，所以我們推薦「前彎鞠躬動作」。

對足腰發冷也相當有幫助的【前彎鞠躬動作】

在地板上採正坐姿勢並將上半身前傾，便可拉伸到背部肌肉。因為膀胱經沿著脊椎週邊的肌肉，當受到拉伸便可達到通暢經絡及舒緩腰部週邊肌肉緊繃的效果。

另外，因這個動作會使大腿緊貼腹部，可讓腹部週邊保持溫暖，分布在膀胱及大腿的腎經氣血也能更加通暢。

如此一來，便可緩解腎經及膀胱經阻塞的問題，腎臟的機能恢復了，水分的代謝也變好了。足腰發冷、肌肉緊繃的

速效改善腰痛！【前彎鞠躬動作】的操作方式

5秒內
將上半身下彎
腰痛便會消失

在地板上採正坐姿勢並將上半身前傾。額頭貼地，保持5秒一個呼吸。

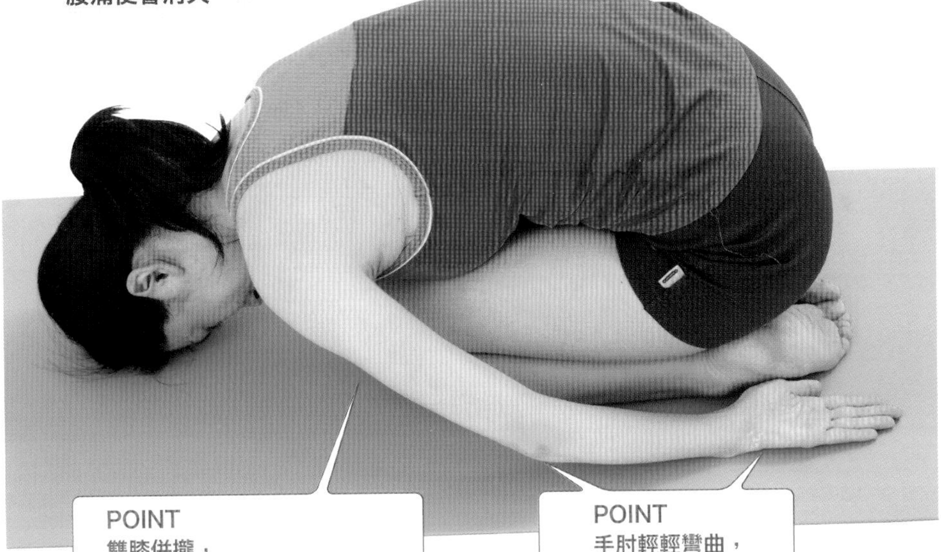

POINT
雙膝併攏，
維持大腿與上半身緊貼的狀態

POINT
手肘輕輕彎曲，
手心朝上

推薦給雙膝無法貼緊的人
固定大腿的【前彎鞠躬動作】

如果在操作時無法將大腿貼緊，雙膝併攏的話，
可試著幾大腿固定操作看看。

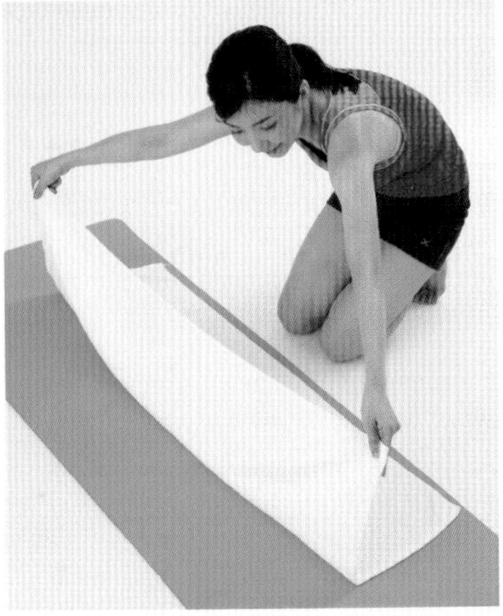

1 將毛巾長邊對折兩次

2 使用1的毛巾將大腿捲起來（綁起來也OK），採取正坐姿勢將上半身前彎。額頭貼地，保持5秒一個呼吸。手軸輕輕彎曲，手心朝上

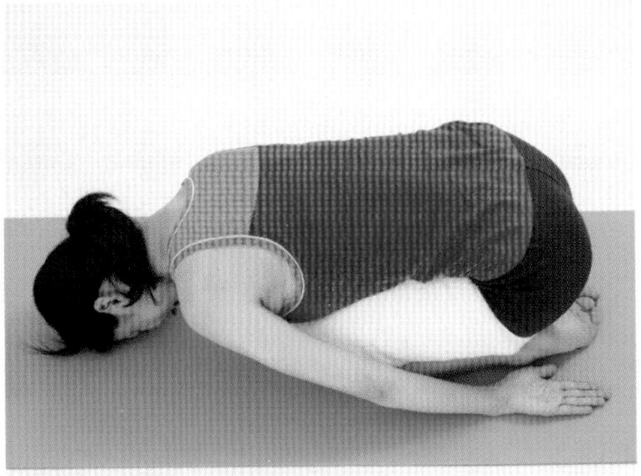

情況舒緩後，腰痛及疲勞的感覺也會有所改善。

【前彎鞠躬動作】基本上一天一次便可有所成效，但如果可以一天反覆操作約五次，可以更明顯的感受到不適的狀況受到改善。

重點是呼吸。請持續每天試看看，想像我們的背在有意識的、緩慢的呼吸吧。

（村井玉枝）

【交叉走】

雙腳交叉行走可改善會引起身體疼痛的不正體態

在身體歪斜的狀態下行走會有反效果

針對有身體疼痛煩惱的人，我們推薦能緩解腰痛、髖關節痛、膝蓋痛及肩膀僵硬的動作【交叉走】。

我們的身體在日常生活中會漸漸地歪斜。如果在這樣的狀態下行走，會使得某一邊的肌肉及關節受到過度的壓力，引起疼痛。如已出現疼痛的情形，為了緩解疼痛，我們的身體會出現不自然的走路方式，導致身體的歪斜狀況再度加劇，陷入惡性循環。

【交叉走】便是我們在以誰都能操作的前提下發想，既簡單又能改善身體不正體態的走路方式。我們將這個動作導入診所的治療中，也收到許多患者「疼痛改善了」「姿勢變好了」的回饋。

【交叉走】的操作方式非常單純，就是把腳以交叉的順序步行前進。想像以胸口為起點踏出腳步，在一條線上交叉跨步前行。

但如果只有腳步的動作，很容易讓身體的重心不穩固，所以可以將手腕向旁邊或是向上伸展，藉此維持上半身在穩定不動的姿勢。當體幹穩固了，便可矯正體幹的歪斜問題。持續維持【交叉走】的練習，還可逐漸調整全身的平衡喔。

當脊椎拉開後，也可改善駝背。另外，透過手臂的延伸，可使肩胛骨週邊變得柔軟，血流變好後，肩頸僵硬的狀態也會有所改善。身體的軸心穩固了，髖關節及膝蓋的壓力減輕，也可緩和疼

首先從腳開始試看看【交叉走】的基本走路方式

從1天20步開始

一開始，比起走很多步，還是先確認走路方式的正確性最為重要。之後再慢慢增加步數就可以了。

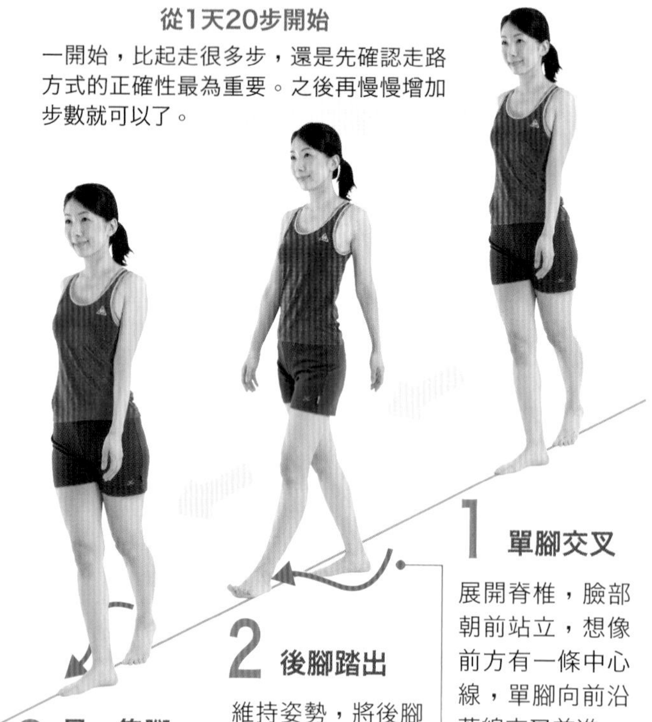

1 單腳交叉

展開脊椎，臉部朝前站立，想像前方有一條中心線，單腳向前沿著線交叉前進

2 後腳踏出

維持姿勢，將後腳沿著中心線交叉，踏向斜前方。由腳跟先著地

3 另一隻腳踏出

另一隻腳也以一樣的方式操作。沿著中心線，踏向斜前方，前進一步。反覆跨步向前進

POINT

向前踏步的時候，並不是繞過中心線跨大步，而是有種將膝蓋貼緊、沿著中心線交叉跨步的感覺

痛。

一開始先以一天20步為目標。比起走得多且快，有意識地保持正確的姿勢才是最重要的。如果還不習慣的話先慢慢地走就可以了。在室內操作時，可以沿著榻榻米的邊線或是地板的接縫行走。也推薦在地上貼膠帶試試。在室外的話，以人行道或是公園的磁磚為基準也是個相當便捷的方式喔

習慣後可以增加步數，或是在平常散步、買東西等狀況下，試著穿插交叉走的動作吧。

（花谷貴之）

消除腰痛！
抬膝【交叉走】

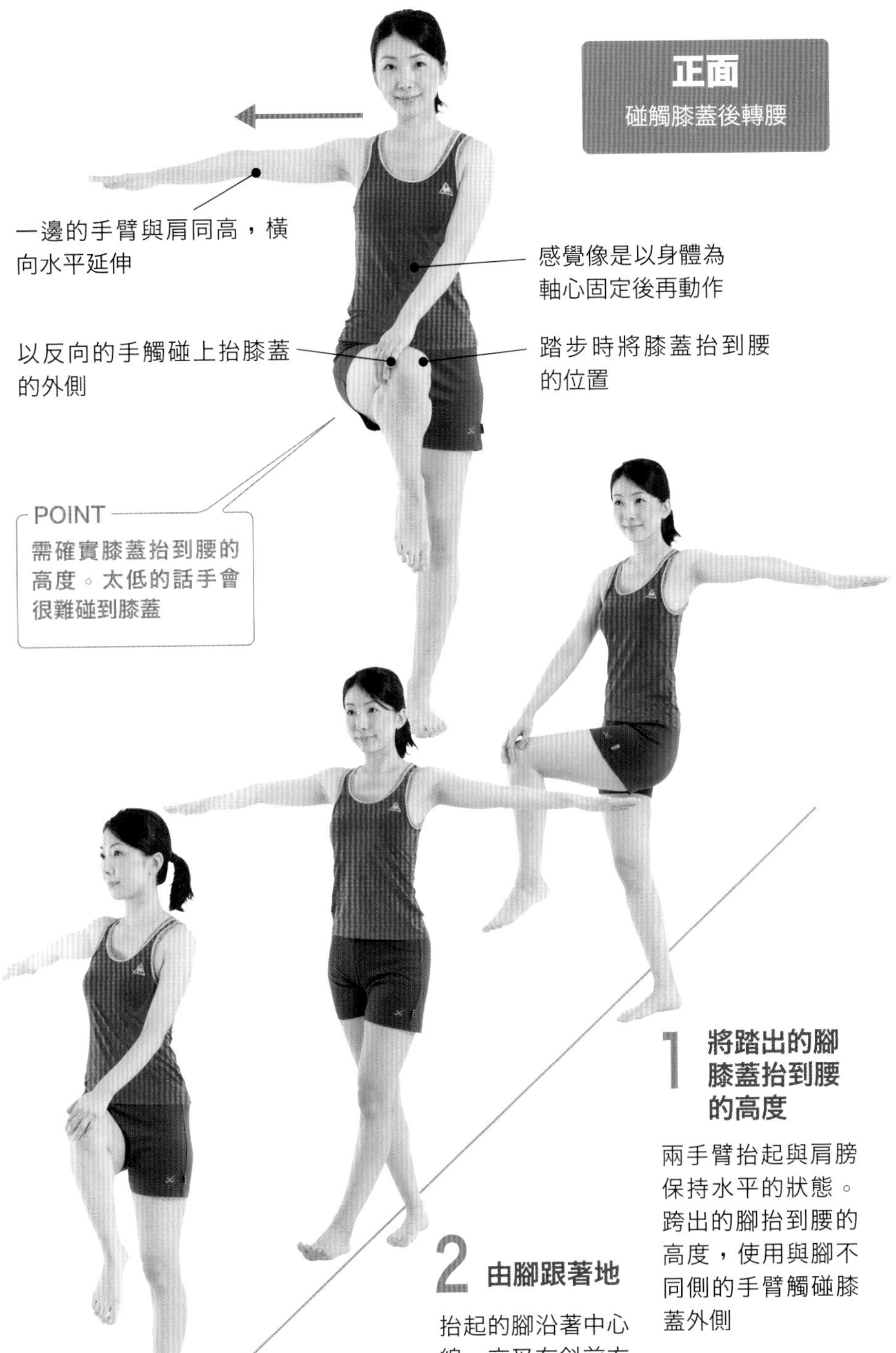
正面
碰觸膝蓋後轉腰
一邊的手臂與肩同高，橫向水平延伸
感覺像是以身體為軸心固定後再動作
以反向的手觸碰上抬膝蓋的外側
踏步時將膝蓋抬到腰的位置
POINT
需確實膝蓋抬到腰的高度。太低的話手會很難碰到膝蓋

1 將踏出的腳膝蓋抬到腰的高度

兩手臂抬起與肩膀保持水平的狀態。跨出的腳抬到腰的高度，使用與腳不同側的手臂觸碰膝蓋外側

2 由腳跟著地

抬起的腳沿著中心線，交叉在斜前方由腳跟著地落下。兩個手臂回到水平的狀態

3 反向異同

反方向也以相同的方式操作。重複前進20步

【毛巾拉腰術】

拉伸腰部，改善僵直、消除駝背。排除老廢物質，不適症狀即刻改善！

可有效改善Junior世代遇到的疼痛及不適問題

長年的壓力累積使得身體變得僵硬緊繃。肌力不佳、由肌肉支撐的脊椎及骨盆等部位出現歪斜的狀況，都會導致身體變得僵直。如此一來，無法維持正確的姿勢，身體便出現前彎、駝背的狀況。

如不正視駝背的問題，肩膀、腰部、膝蓋等部位的疼痛會一一浮現，甚至出現頭痛、坐骨神經痛等慢性疼痛的狀況。疼痛會讓人更不想要動作，導致肌肉持續衰退、甚至更容易跌倒。另外，駝背也會使得血液循環惡化。血液可以幫助人體排除老廢物質，如循環不佳，會導致多餘的脂肪、水份及乳酸堆等老廢物質更易累積在人體中。

再來，因體幹歪斜，經絡不通暢。人體生命的能量無法在體內順利循環，會引起失眠或是煩躁等不適症狀。要從根本解決這些問題，就試試【毛巾拉腰術】吧。一次8秒，就可簡單有效率的改善Junior世代的不適煩惱。

這是因為【毛巾拉腰術】可柔軟並強化以脊柱起立肌（背部巨大的肌肉塊，主要的功能是維持姿勢）為中心的背部肌肉。

人體前側由內臟及胸廓（胸部周圍的骨骼）等相當有份量的構造組成。下腹較為突出脂肪堆積的人，還要再加上脂肪的重量。

身體後側以脊柱起立肌為中心的背肌以及脊椎負責支撐這些重量。但大部分的人並不會意識到人體是以這樣的方式在維持平衡進行支撐。因此，隨年齡增長，脊柱起立肌的力量減弱，脊椎前傾出現駝背的狀況，也就變成所謂的老年人的體型了。

駝背是萬病之源。背部拱起，肩胛骨週邊的肌肉變得難以動作，血流變差。老廢物質累積，出現肩膀僵硬等慢性症狀。肩頸的肌肉緊密相連，當肩胛骨週邊的肌肉僵硬，對支撐頭部的頸部肌肉也會造成影響。頭骨及脊椎骨間的縫隙變窄，使神經受到壓迫。進而引起頭痛、視力減弱等不適症狀。

【輪型毛巾】的製作方式

需準備的東西

- 薄的洗臉用毛巾（一般家庭用尺寸約30×74cm左右）…3條・純棉材質

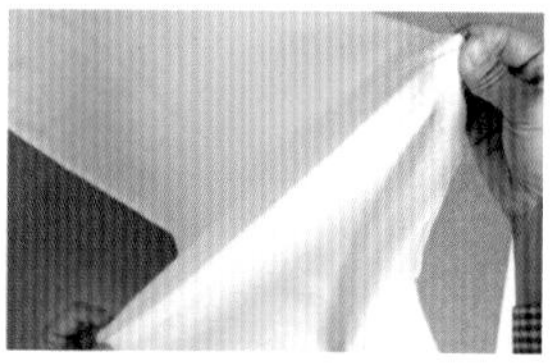

1 將毛巾的短邊重疊約1cm，確實縫合。將3條縫在一起變成一條長型的毛巾

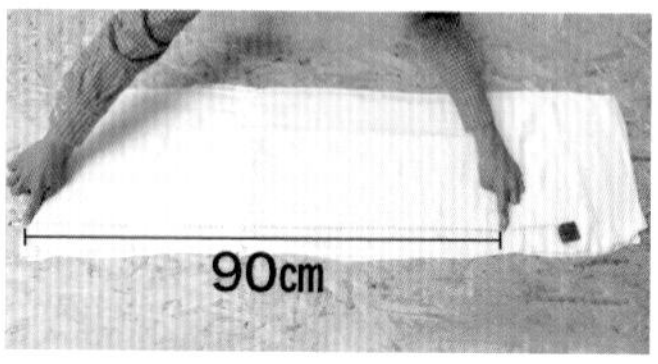

2 將1的毛巾對折，從對折有袋子的部分起算90cm縫合成輪狀，並將多餘的部分剪掉

將骨盆擺回正確的位置鍛鍊臀部肌肉，解決膝蓋疼痛問題！

使用「輪型毛巾」的【毛巾拉腰術】，不僅可以改善因駝背造成的身體不適，對由骨盆問題帶來的不舒服也有效果。兩腳併攏，拉伸膝蓋，便可將引起膝蓋疼痛的骨盆調整回正確的位置。

當骨盆左右搖晃，位於骨盆下方的腳及骨頭也會出現左右不平衡的狀況，導致長短腳的出現。長短腳會使得某一邊的腳承受較大的壓力，出現膝蓋疼痛。甚至會出現無法正坐或久坐後站立困難的情形。另，有膝蓋疼痛困擾的人，也有可能是位於臀部外側的臀大肌及位在其內部的臀中肌，這些負責站立的肌肉力量不足所致。

【毛巾拉腰術】將兩腳綁緊固定在臀部中央線的位置，可以有效率的鍛鍊較不好訓練的臀大肌及臀中肌兩側。這兩部分的肌肉用於支撐骨盆，強化後也可減輕膝蓋的負擔。

鍛鍊肌肉，矯正骨骼不正的問題，流經其中的血管、經絡也可以順暢的流動。透過這樣的鍛鍊，造成疼痛的老廢物質也可順利排除。改善駝背、矯正骨盆，為了要讓自己能維持在不需他人照顧的狀態，馬上就來試試【毛巾拉腰術】吧。

（矢上裕）

只需將毛巾卷在膝蓋並拉伸【毛巾拉腰術】的操作方式

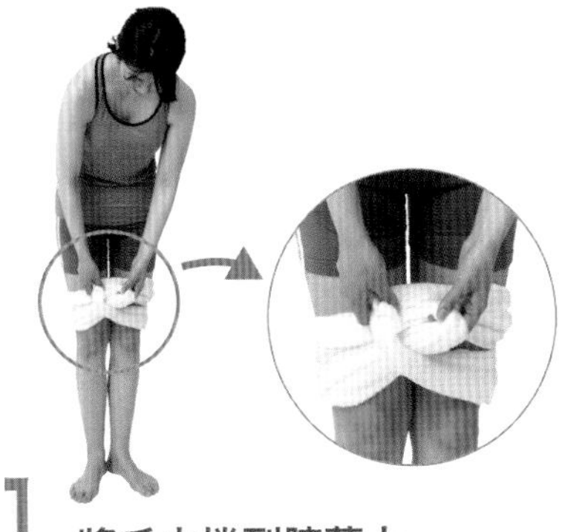

1 將毛巾捲到膝蓋上

手持輪狀毛巾兩端，放在膝蓋內側上方約10cm的位置後拉向前方，再將一側的輪狀毛巾放入另一端毛巾的內側。 ※注意毛巾不要碰到膝蓋前方膝蓋骨的位置

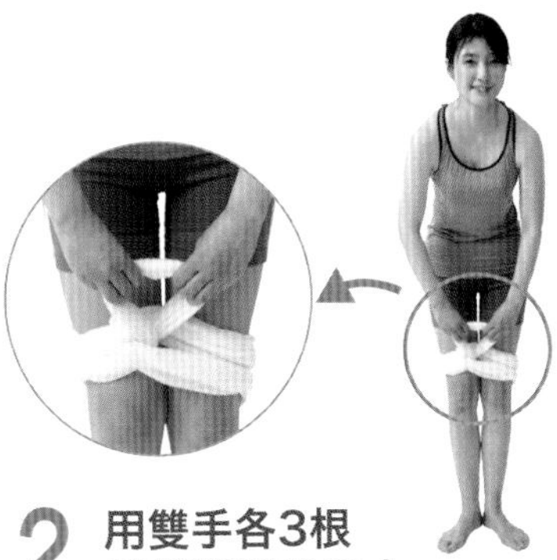

2 用雙手各3根手指頭握住毛巾

以前傾的姿勢，使用食指、中指、無名指輕輕抓住毛巾邊緣

3 腳跟併攏、膝蓋貼緊

將腳跟併攏兩隻腳打開45度。並盡可能將兩膝貼緊

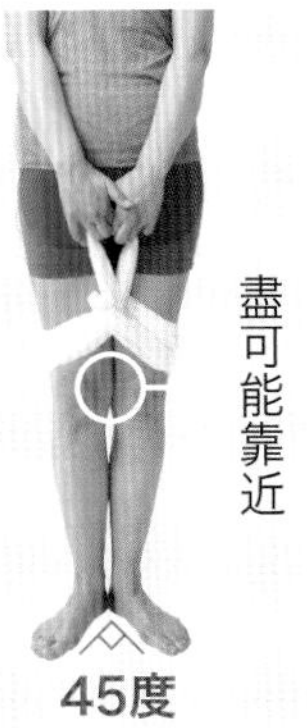

4 拉緊毛巾、伸展腰部

在拉伸背部肌肉前先採前傾姿勢，鼻子吸氣5秒，同步使用背部整體肌肉將毛巾上拉，將腰部展開。接者吐氣3秒，回到前傾的姿勢

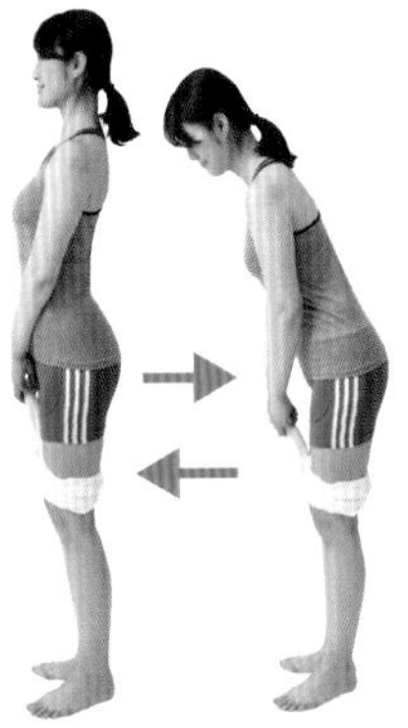

重複4的動作10次
（以自己感到舒適的力道操作即可）

【15秒脊椎體操】

身體的不適隨著脊椎歪斜一一浮現。

利用15秒的脊椎體操，舒緩緊繃肌肉、矯正脊椎狀態，改善不適症狀

脊椎僵硬導致駝背、骨盆前傾

從脊椎就可看出一個人身體的狀況，甚至所有的不適都可以透過脊椎的治療改善。從肩膀、腰部的疼痛開始，眼睛疲勞、頭痛、胃痛、便秘等內臟的不舒服，都可以從脊椎的狀態略知一二。

健康的脊椎成S型，這是與生俱來的生理彎曲。當姿勢不良時，這個弧度就會漸漸地消失。一個會導致脊椎弧度改變的姿勢，便是只有頭部向前的駝背。有駝背問題的人通常不會意識到自己有駝背的狀況，但下腹部骨頭會因此變得不靈活，生理彎曲也逐漸變得不明顯，脊椎成為像鉛筆一樣直線的狀態。

駝背不僅更容易造成肩頸僵硬，並會壓迫呼吸器官，對心臟也有不好的影響。

另外，讓肩胛骨下方邊緣看起來成圓形的駝背我們稱為後背駝背。是較常見出現在高齡者身上的駝背類型，而這個姿勢會對腸胃造成負擔。

骨盆前傾也會使得生理彎曲變得不明顯。看姿勢就很容易發現，當脊椎過直，脊椎便無法靈活的動作。

姿勢不良的人脊椎也會變得僵硬。另外，近年因過度用眼的狀況變多了，眼睛疲勞導致脊椎變硬的人也增加了。視神經的疲勞會使腦部感到疲倦。腦部疲勞使脊椎出現疲態，生理彎曲也會漸漸地消失。

當脊椎僵直、動作不順，各種不適症狀便會一一浮現。肩膀僵硬及疼痛、頭痛、眼睛疲勞、胃痛、便秘、腰痛、脊椎管狹窄症等都可能是由脊椎問題造成。

只需要15秒的體操，就可讓脊椎變柔軟

為了改善症狀，我們必須找回脊椎生理彎曲。可以輕鬆協助我們的就是【15秒脊椎體操】。

緊繃的肌肉是導致脊椎無法維持原有弧度的主因。所以，首先必須先確認我們的身體是背部的肌肉還是腹部的肌肉較為緊繃。成站姿，雙腳打開與腰同寬，頭向前傾及後仰，確認哪個方向較為容易。前傾較為容易的人，做體操時

首先，確認是背部或是腹部有緊繃的狀況

雙腳分開與臀部同寬站立，頭部向前或向後傾斜，找到更容易傾斜的那一個

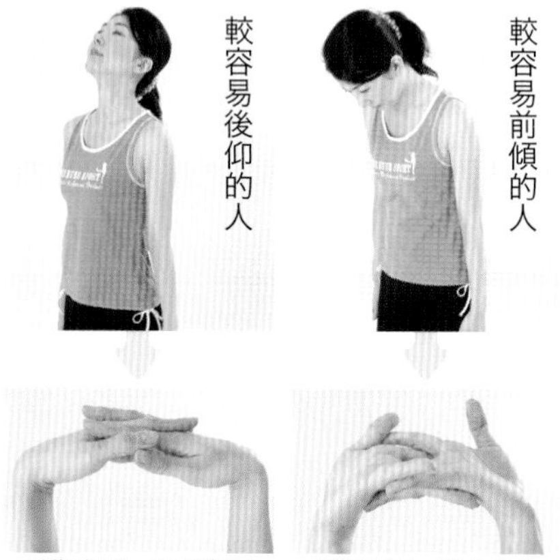

手指交叉，手心向上　手指交叉，手心向下

一口氣調整骨骼不正【15秒脊椎體操】的操作方式

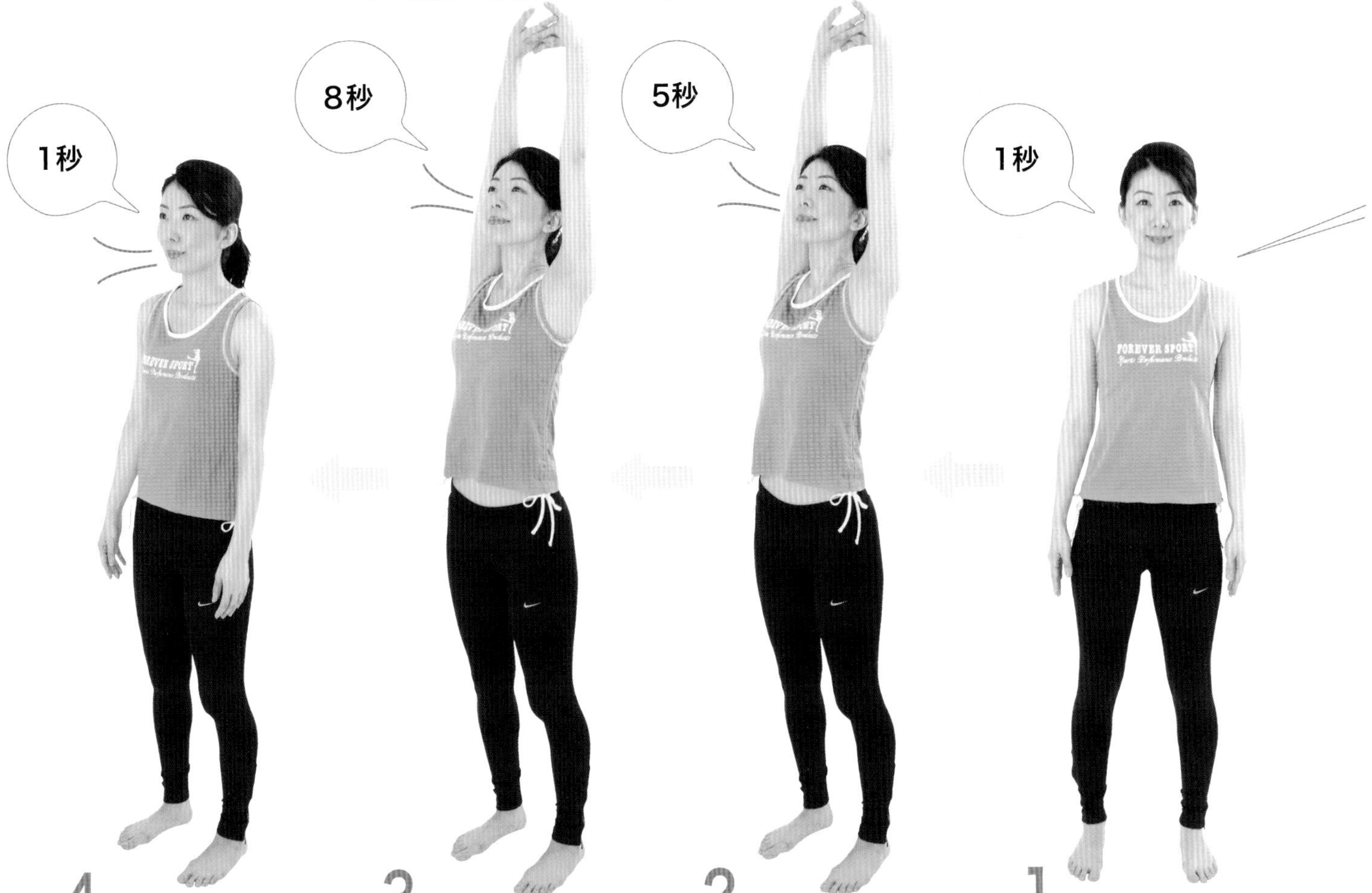

1 雙腳站立打開

雙腳打開與腰同寬站立。並將腳趾併攏

2 伸展背部

依第42頁的方式確認手心方向，大口吸氣並同時拉伸背部5秒

3 伸展背部並停留

背部拉伸後，憋氣並維持拉伸的姿勢8秒

4 一口氣將力氣放掉

一口氣將氣吐光，將身體放鬆。解開交叉的雙手，調整呼吸

手心朝上，後仰較為容易的人，做體操時手心朝下。

再來，參考上方圖示，在大口吸氣的同時將交叉的手腕向上拉伸並短暫停留，然後一鼓作氣把氣吐掉。整個動作大約只需15秒，這樣就可以一口氣矯正姿勢並找回脊椎應有的弧度。

肌肉緊繃的部位因人而異，且每天都可能有變化。所以每天都必須要再次確認。如有改變，代表著肌肉還留有彈性，脊椎也較容易恢復正確的形狀。

相反的，有脊椎管狹窄症等疾病的患者，緊繃的部位基本上是不會改變的。但如能每天持續操作【15秒脊椎體操】，脊椎可變得柔軟，症狀也會有所改善。另外，隨年齡增加有些人的背部會漸漸彎折，儘早開始操作【15秒脊椎體操】也有預防的功效喔。

（松岡博子）

【即席毛巾坐墊】

駝背或不良坐姿都會導致骨盆後傾，並出現肩膀僵硬、腰痛等症狀。只要採取能端正骨盆的正確坐姿，疼痛自然而然就會消失了

姿勢不良會使骨盆向後傾斜

本來，脊椎由24個骨頭組成，並呈現S狀的弧形支撐著人體。

但久坐及坐著趴睡等不良姿勢，會導致用以支撐的仙骨及尾骨向後傾斜。位於脊椎內側的內臟也會因此失去支撐，一同下垂。骨盆向後傾斜，腰痛就出現了。另外，身體的重心崩壞，肩頸也會出現僵硬或是疼痛的症狀。

要改善骨盆後傾的問題，便需要讓後傾的骨盆立起。但是什麼坐姿才可以讓骨盆移動到正確的位置上呢。

那就是抓在駝背跟骨盆前傾中間的位置。不管是駝背或是骨盆前傾，都是會讓頭部前後傾斜，重心不穩的姿勢。鎖定中間的位置，骨盆及脊椎就可以處於較好的姿勢。

但突然要找到駝背跟骨盆前傾中間的位置其實有些困難。因此，我們推薦的是【即席毛巾坐墊】。只需要在椅子上放上毛巾，便可以支撐因為駝背而易向後傾斜的骨盆。這時候需注意的重點是，將毛巾疊起後，較高的位置需靠近背側。

坐起來舒服的椅子、坐起來不易累的椅子，大多都有向後傾斜的設計，但這樣的設計對骨盆來說並不好，甚至可以說會帶來反效果。這類型的椅子雖然會導致不良姿勢的產生，但因為坐起來非常舒服，所以很容易讓人忘記其可能造成的後續問題。新幹線的座椅及沙發便是這類型椅子的代表。因此，藉由在平日操作【即席毛巾坐墊】的動作，身體的負擔減輕了，惱人腰痛及肩膀僵硬等症狀也會有所改善吧。

（木津直昭）

只需要1條毛巾，立刻讓骨盆確實立起【即席毛巾坐墊】的操作方式

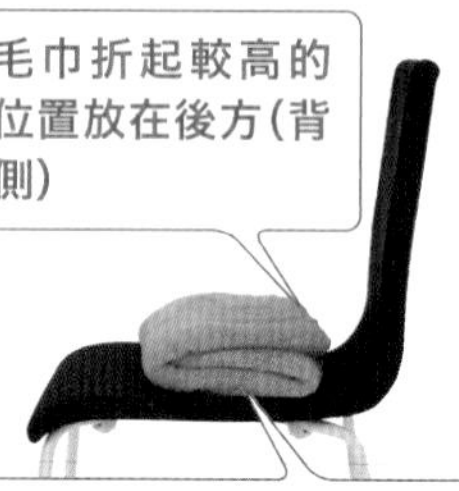
毛巾折起較高的位置放在後方（背側）
以平放的狀態下高度約5cm，坐下後約3cm的高度進行調整

準備 將毛巾折6～8次，調整到合適的高度後再放到椅子上

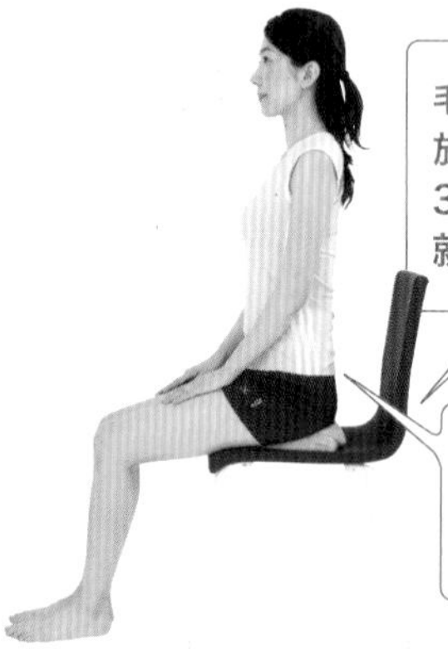

毛巾不是一直放著，每隔30～60分鐘就先移開
坐著的時候要感覺到骨盆的位置是立著的

執行 坐骨要確實坐在摺好的毛巾上

※因為毛巾放置的位置不同會導致效果有所差異，如果腰部有奇怪的感覺，請立刻停止操作，並前往在脊骨神經醫學登錄機構登記有脊椎按摩師的診所進行診斷。

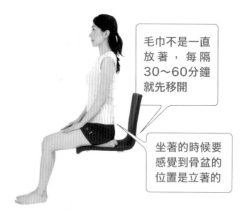

【手腕旋轉】

因日常生活習慣動作造成的身體歪斜。利用一天兩次旋轉手腕進行矯正，也可減輕腰部負擔喔

透過手部旋轉，改善身體的偏斜不正

腰部覺得沉重但沒有其他症狀，長年有深沉的疼痛這就是慢性腰痛。舉例來說，像是會將身體重量壓在某一側的姿勢、長時間看電視或使用電腦等，持續維持前傾的姿勢等情境。若平時長期維持這種會對腰部造成負擔的動作，位於腰部邊緣的骨盆等會出現位移或是歪斜等狀況，近一步造成脊椎管狹窄症或是椎間盤突出等疾病的生成。

想要矯正身體的歪斜，我們推薦的動作就是【手腕旋轉】。

重塑歪斜體幹
【手腕旋轉】的操作方式

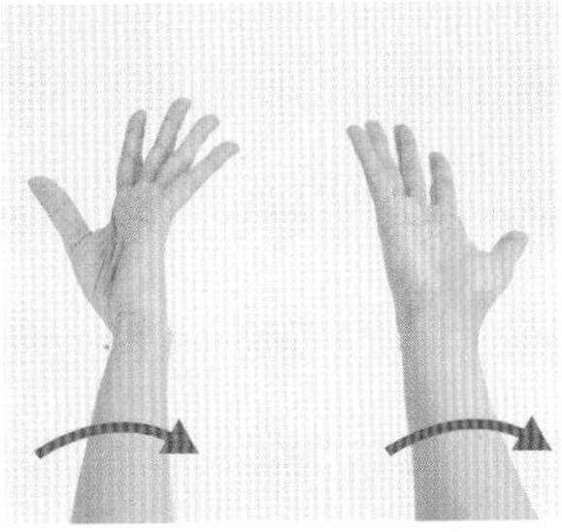

1 雙腳站立與肩膀同寬，將手掌張開，雙手手腕往右側旋轉

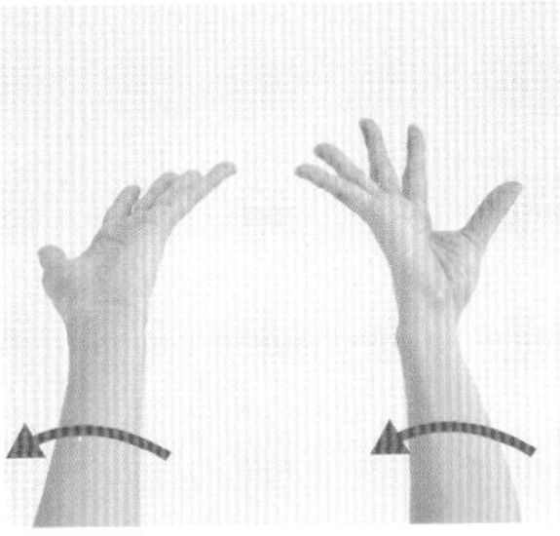

2 以相同的方式，這次將手腕往左側旋轉。確認是左手還是右手較難旋轉

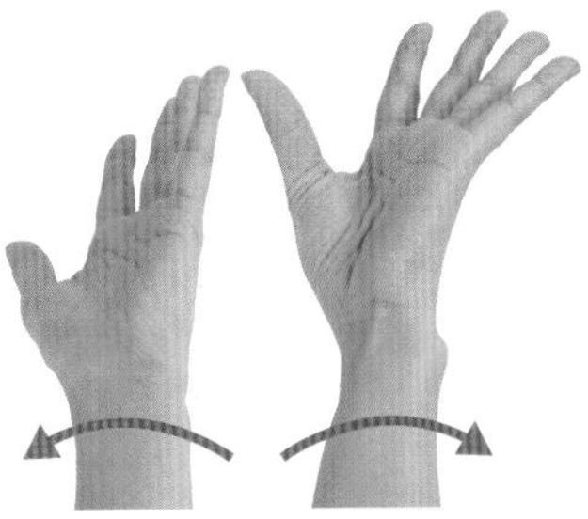

3 將較難旋轉的手先往右側、再往左側旋轉

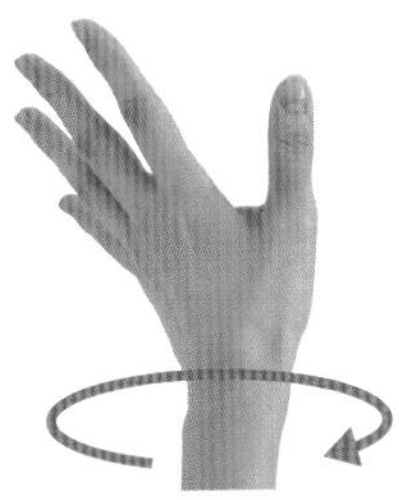

4 再來，針對較容易旋轉的方向轉10次

早晚各操作10次就可以改善腰痛

想像一下藥膏的軟管，當裡面的藥膏變少時，大家應該都有過用力扭轉軟管的經驗吧。但是如果一直朝同一個方向旋轉，漸漸地可能因為金屬疲勞產生破裂，導致內容物流出。

我們人體也是一樣。如果一直往同一個方向扭轉＝持續不良姿勢，金屬疲勞＝疼痛的產生。正因為腰部連接著身體的上下半身，是可動範圍大且易於旋轉的部位，所以特別容易出現腰痛的狀況。

【手腕旋轉】的動作因為個人習慣不同，操作方式也因人而異。首先，先確認左右手哪一側較易扭轉，再開始手腕旋轉的動作吧。

（田川真樹）

可有效改善脊椎管狹窄症患者獨有的彎腰駝背姿勢，伸展背肌時疼痛也會減輕

【膝蓋後側拉伸】

矯正腰部曲線、排除疼痛【膝蓋後側拉伸】的操作方式

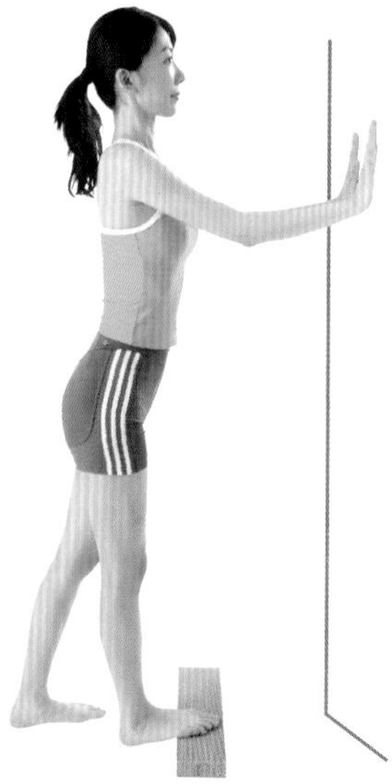

1

雙手貼緊牆面，單腳腳尖抬起。可準備約5～8cm可以提高腳尖的台子，沒有也沒關係。參考照片尋找適用台子

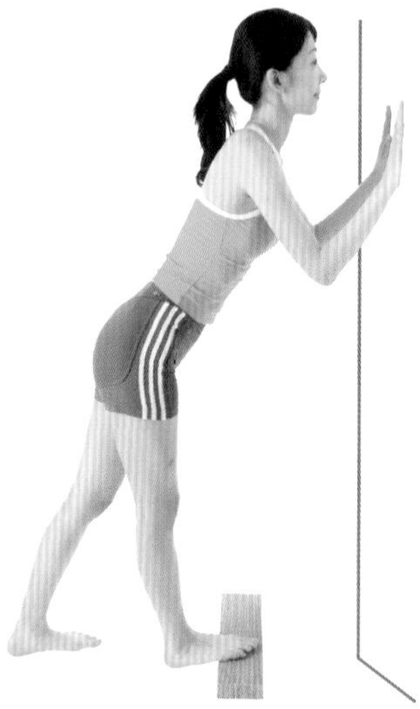

2

維持1的姿勢，慢慢地將胸部貼近牆面，伸展膝蓋的內側。當胸部越貼近牆面時，膝蓋後方受到拉扯的強度也會越大，一開始切勿勉強。維持20秒以上，左右3～5次為1組。習慣後可以增加到1次3組為止

坐著也可以操作

應用篇

搭配毛巾【膝蓋後側拉伸】的操作方式

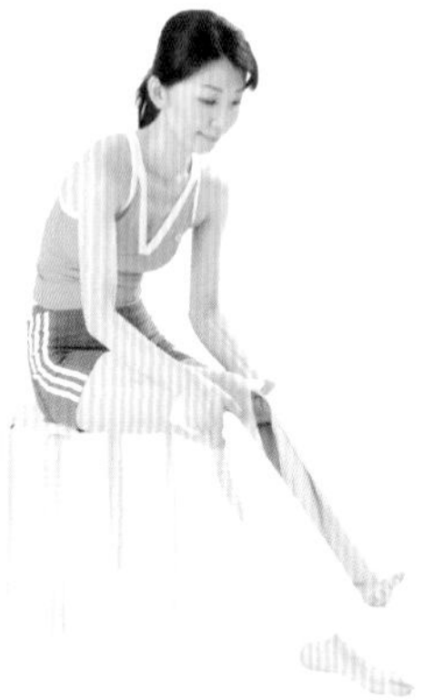

1

站著會困難的人，可以使用像是浴巾等作輔助。利用較長的毛巾，坐著的時候將毛巾固定在腳底的位置

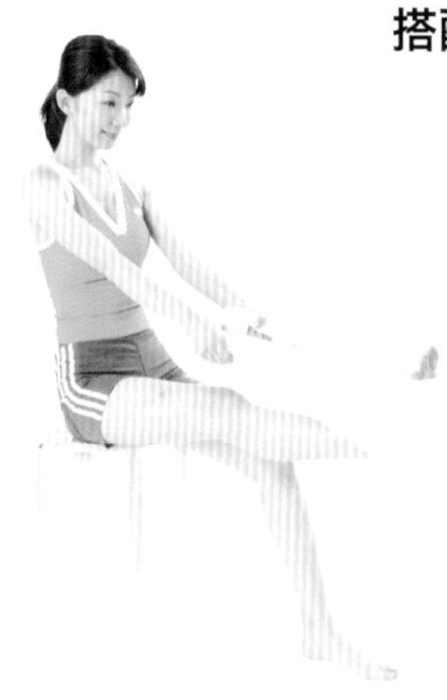

2

維持1的姿勢，一鼓作氣將腳伸直，伸展膝蓋內側。維持20秒以上，左右3～5次為1組。習慣後可以增加到1次1組為止

改善肌肉僵硬緊縮的狀態

【膝蓋後側拉伸】是個可在不造成腰部不負擔下改善姿勢的動作。要改善肌肉僵硬、緊縮的小秘訣，便是伸展膝蓋內側。

【膝蓋後側拉伸】的動作左右各3～5次為一組，嚴格來說，時間非常重要。如果拉伸的時間沒有超過20秒，肌肉組織便無法傳達拉伸的訊號。因此，最短一定要維持20秒。但因為膝蓋後方的硬度因人而異，如有疼痛出現，就請先停止動作。

每天持續的操作非常重要。過程中，即便沒有出現腰痛的狀況，還是以5分鐘為標準完成動作。

（佐佐木志惟）

【跨步走】

適度鍛鍊腰部肌肉，預防脊椎管狹窄症

預防脊椎管狹窄症【跨步走】的操作方式

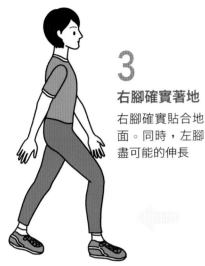

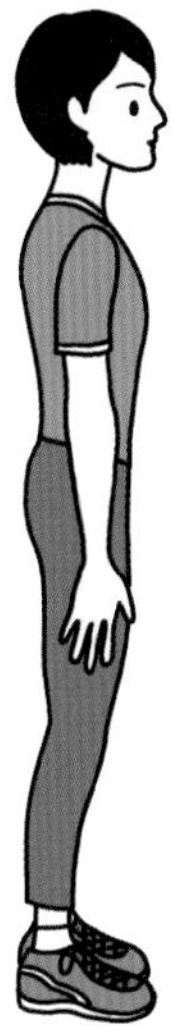

1 確實站好

拉直背肌。想像腰在腳跟上站立的動作。縮腹

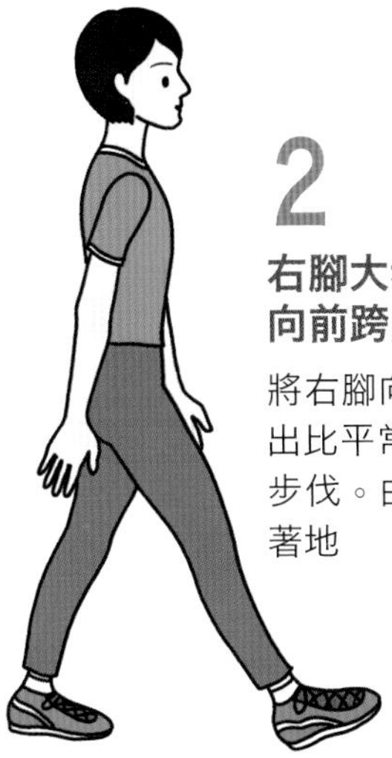

2 右腳大步向前跨出

將右腳向前，跨出比平常更大的步伐。由腳跟先著地

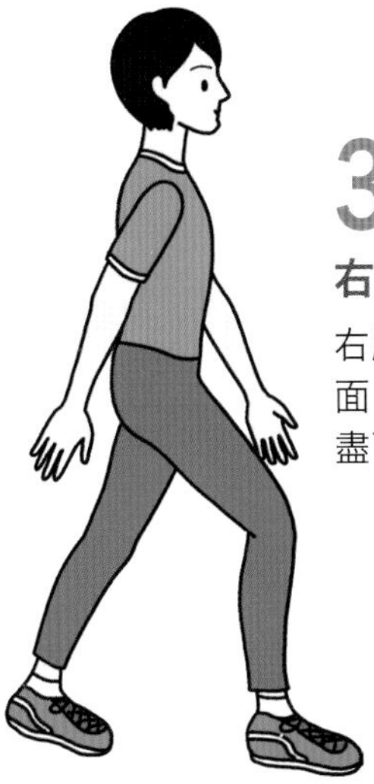

3 右腳確實著地

右腳確實貼合地面。同時，左腳盡可能的伸長

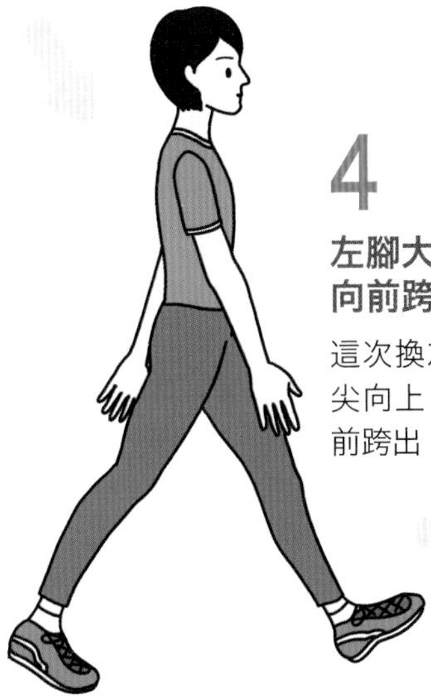

4 左腳大步向前跨出

這次換左腳的腳尖向上，大步向前跨出

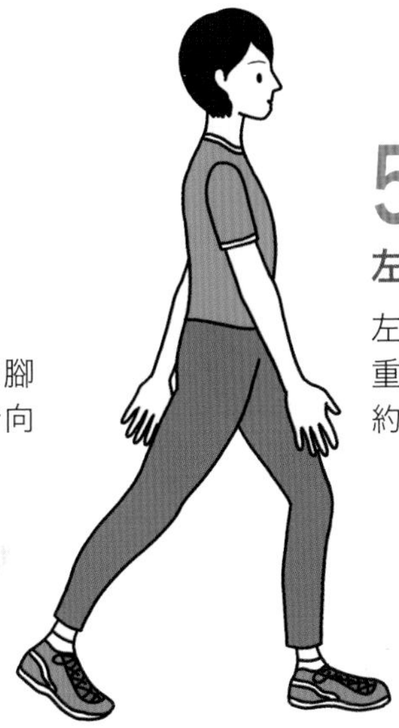

5 左腳確實著地

左腳腳跟確實著地，重複上述步驟。1天約走30分鐘

每天走30分鐘

解決深受「腰痛」煩惱的我內心的不安

走路方式與腰痛息息相關，如有駝背或上半身過度彎折的狀況，會漸漸的對腰部早成負擔，也是引起脊椎管狹窄症的極大原因。

【跨步走】指的是以較快的速度大步向前走。上半身相當自然沒有多餘的動作。

維持不會對腰部造成負擔的姿勢，養成保持良好姿勢的習慣，【跨步走】是非常有意義的動作。

我自己本身也是一開始提到有「腰痛」困擾的人，每天維持30分鐘的【跨步走】，不知不覺間嚴重的腰痛消失了，我也不再那麼擔心腰部的問題了。

（石井博明）

【腹式呼吸深蹲】

深呼吸＋深蹲，預防疼痛及脊椎管狹窄症再次發生

輕鬆鍛練腹橫肌、改善脊椎管夾窄症【腹式呼吸深蹲】的操作方式

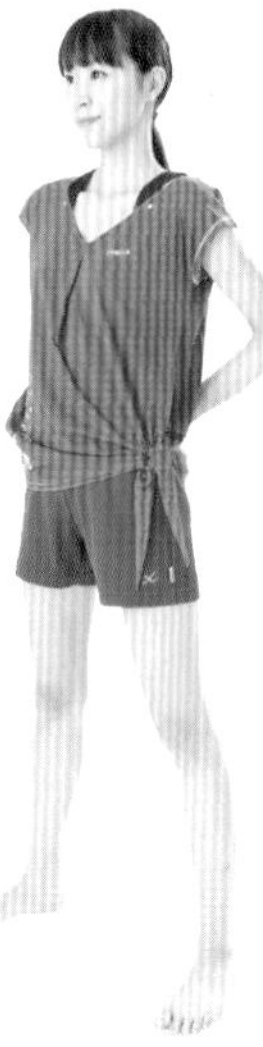

1
雙腳張開為大於肩寬，兩隻手扶著臀部。用鼻子呼吸約10秒，讓腹凸起

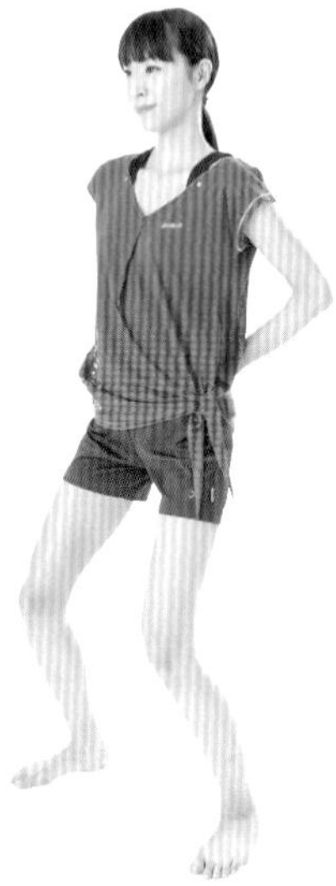

2
輕輕吐氣約15秒，在能力範圍內，慢慢的將腰部向下移動。這時候盡可能讓腹部下凹，完全把氣吐掉。反覆操作10次，習慣後以30次為目標操作

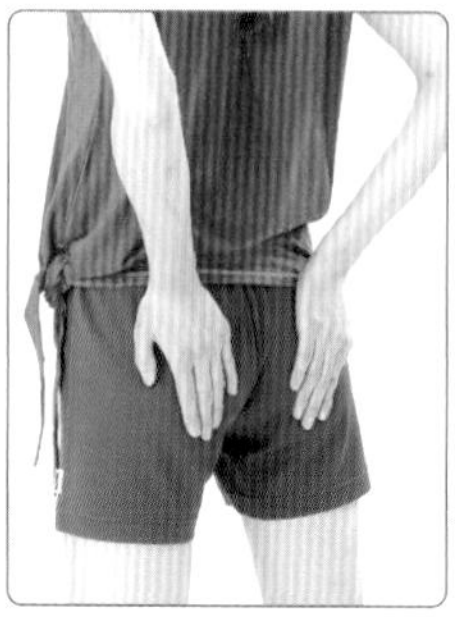

小秘訣是在吐氣的時候將屁股夾緊

疼痛狀況較明顯的人只用呼吸法也OK！

【腹式呼吸】的操作方式

1 採仰躺的姿勢，雙腳打開。兩隻手放在腹部上方

2 由鼻子吸氣15秒，呼吸要慢且深。兩手放在腹部上確認是否有漲起，盡可能地將氣吸飽

3 由嘴巴慢慢的吐氣20秒。腹部如果沒有下凹，可用手協助輕壓，將腹部的氣體完全吐出。反覆操作30次

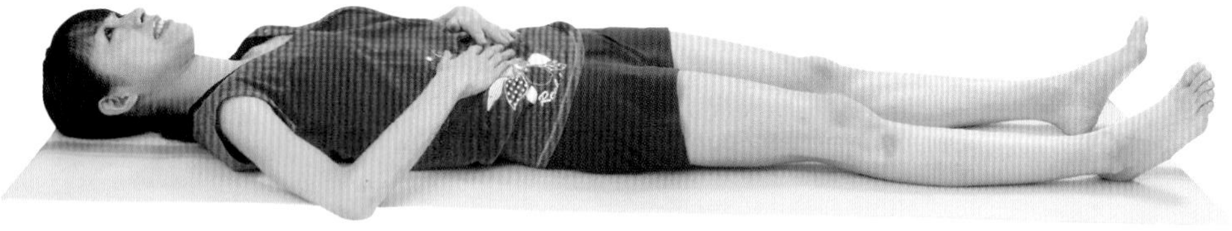

使橫隔膜上下移動，輕鬆鍛鍊腹橫肌

如果最接近脊椎的肌肉腹橫肌疲弱無力，便無法確實支撐脊椎，使得脊椎負擔加劇，腰椎、椎間盤變形，脊椎管也變得狹窄。為了鍛鍊退化的腹橫肌，我們可使用【腹式呼吸深蹲】這個動作。

腹橫肌屬於深層肌肉（位於身體深部的肌肉），鍛鍊時需要依靠呼吸的力量。

腹式呼吸時，腹部漲起、下凹，橫隔膜也會跟著上下移動。腹橫肌是橫隔膜在上下移動時，頻繁使用的肌肉，所以【腹式呼吸深蹲】對於腹橫肌的訓練相當有效。但如果下蹲困難或邀同較嚴重的話，就以腹式呼吸取代【腹式呼吸深蹲】吧。

（西坂和德）

【背包療法】
調整腰部偏移的重心，緩和脊椎管狹窄症帶來的疼痛不適

重心前傾會導致腰痛加劇

隨著年齡增長或因運動不足導致肌力及骨骼退化，身體變無法好好支撐臟器的重量。因此，身體會自然地向前傾斜，出現重心偏移的狀況。

可矯重心偏移改上上述困擾的小秘訣，就是本篇介紹的【背包療法】。透過背著適重的背包，將傾斜至前方的重心拉回中心。當中心回到正確的位置，腰部的負擔也會瞬間減輕，疼痛也會因而緩和。

另外，為了改善腰痛，「鍛鍊下半身及腰部周圍的肌肉」非常重要。透過鍛鍊肌肉，可以增加自身掌控的能力，也才能打造出不易腰痛的體魄。這時最適合的運動就是散步了。

【背包療法】是不會過度拉扯或彎折脊椎，而能將脊椎調整回正確位置的動作。

（松永美智子）

減輕腰部負擔，舒緩疼痛
【背包療法】的操作方式

需準備的東西

●後背包
請將背帶調得短一些
●手帕
使用較大的手帕，捲成細細的帶狀使用

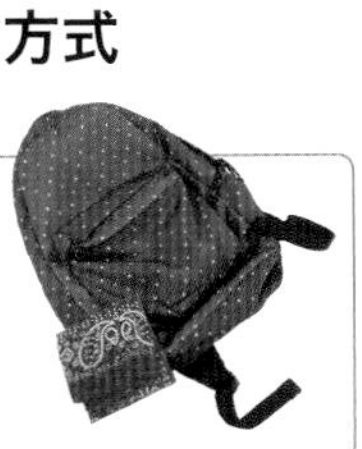

放入背包的東西

配合腰部的狀態，準備約500g～1kg的物品
例：500㎖的礦泉水（500g）、
擦手巾（30g）
錢包（200g）
手機（120g）
總計850g

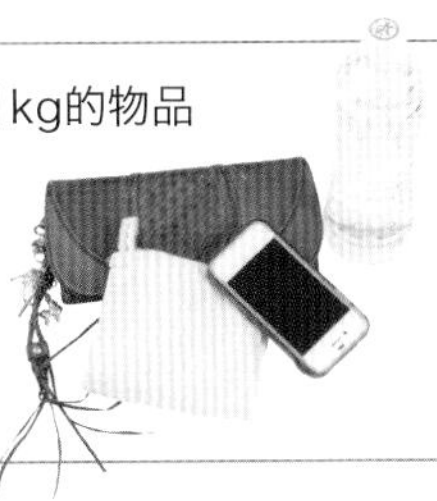

1 背背包

將背帶調得短一點，放入適重的物品後跟平常一樣背起

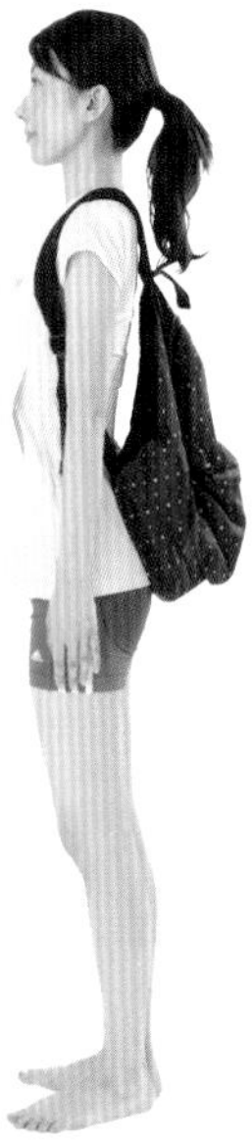

2 用手帕將肩帶綁著

使用摺成細長狀的手帕，放在約腋下下方的位置，綁住肩帶

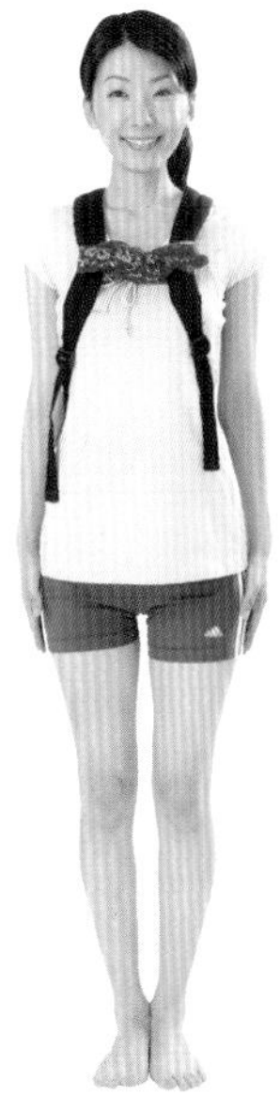

3 在舒適的狀態下走路

要感覺到從被手帕綁住的胸前為開端，延續到腳向前跨步。不需要要求走多快，而是以感到舒適的速度，以走10分鐘以上為目標

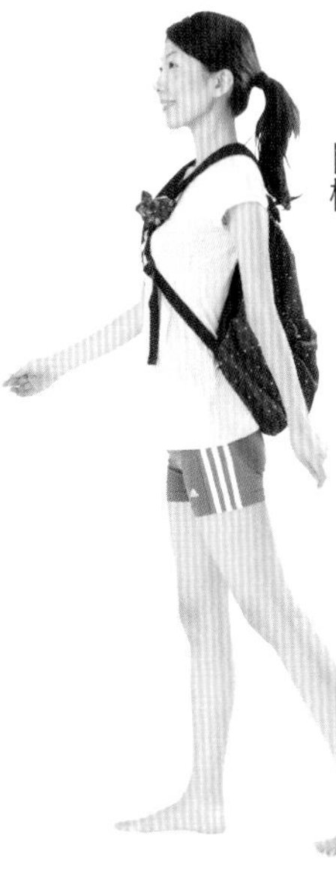

**背著背包
走10分鐘**

【臀部提降運動】

鍛鍊腹肌，只要不碰到神經，不管是脊椎管狹窄症或是椎間盤突出都不會感到疼痛

負責支撐骨盤及脊椎的腰大肌及腸腰肌，肌力的強弱會影響疼痛的發生

脊椎管狹窄症指的是因脊椎管狹窄，碰撞到通過中間的神經，導致出現麻痺、疼痛症狀的疾病。如果脊椎管狹窄，但只要不碰觸到神經的話，症狀便不會出現。

另一方面，因脊椎彎曲導致在椎間盤裡的髓核受到擠壓外露，這就是椎間盤突出。椎間盤突出本身不會出現疼痛的症狀。疼痛是因外露的髓核壓迫到神經，疼痛及麻痺的狀況才會顯現。

脊椎管狹窄症及椎間盤突出，都是因神經受到壓迫才會出現疼痛的症狀。如果脊椎週邊的肌肉無法好好的支撐脊椎，過度彎折或是有駝背的情況出現，椎間盤突出的部分或是狹窄的脊椎管壓迫到神經，導致疼痛出現。

這時候最重要的是要讓神經不要受到壓迫。為了不要讓疼痛出現，便需要好好鍛鍊位於身體深部的腹肌，也就是腰大肌及腸腰肌，這些可以支撐骨盆及脊椎的肌肉。

要能有效鍛鍊，我推薦的是【臀部提降運動】的動作。

另外，針對症狀較劇烈或是較高齡的人推薦的動作，是對腰大肌相當有效的「四足跪姿臀部下壓」的動作，針對疼痛較不明顯、年紀在60歲以下的人推薦的是對腸胃肌相當有幫助的「O型腿前彎跳躍」動作。

配合自己的症狀，選一個適合自己的方式持續的鍛鍊吧。

（阪井博和）

【臀部提降運動】的操作方式

針對症狀明顯或是高齡者推薦的是

四足跪姿臀部下壓動作

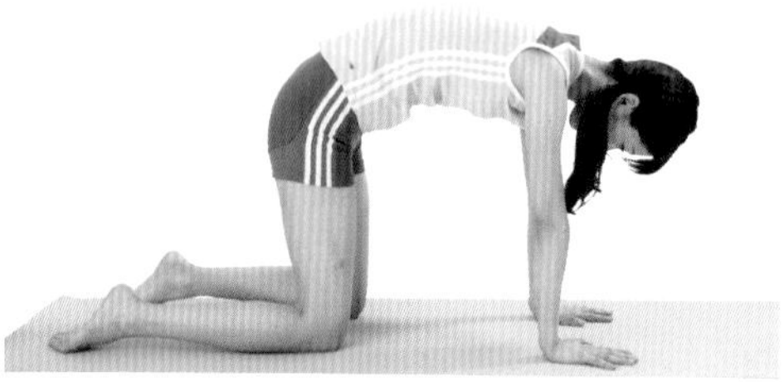

1 成四足跪姿，感受背部動作的變化，將背拱成圓弧狀

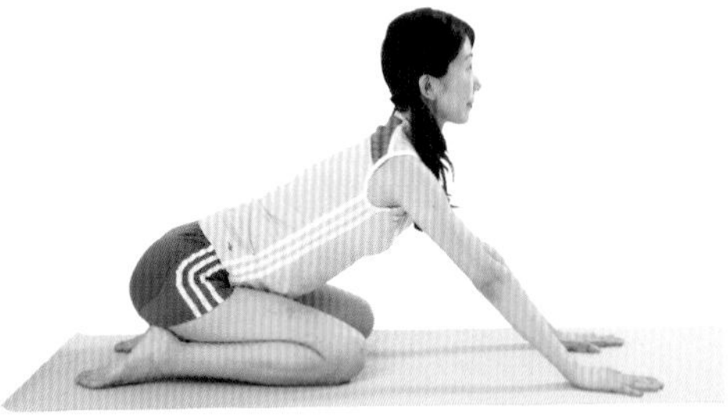

2 接著將臀部向下壓，平均的坐在左右腳腳踝上。這時延伸方才拱成圓弧狀的背部，視線向前看。整個1到2的過程約花費10秒

在洗澡後或是睡前，1天10次、每次2分鐘

針對疼痛較不明顯、年紀在60歲以下的人推薦的是
O型腿前彎跳躍動作

早上、起床時操作
1天10次、1次1分半

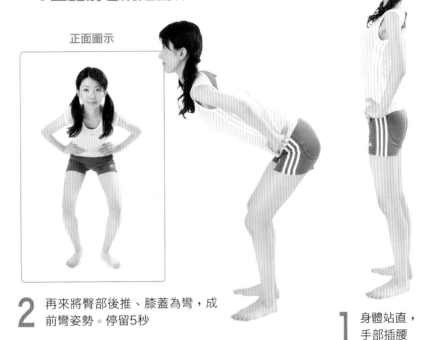

1 身體站直，手部插腰

正面圖示

2 再來將臀部後推、膝蓋為彎，成前彎姿勢。停留5秒

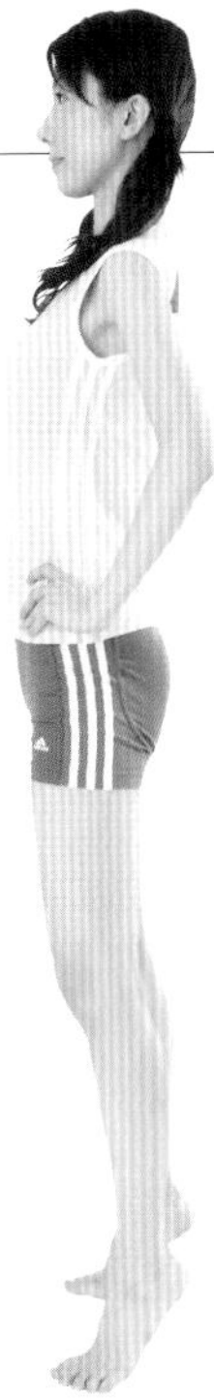

3 身體抬起時快速的跳躍。無法跳躍的人，試著由背到腰進行拉伸，再踮腳尖站立。這時要記得想像腰部要有向前推的感覺

針對有症狀但不影響日常生活的人我們推薦的是
夾膝提臀動作

晚上、睡前平躺時
1天10次，1次3分半

1 採仰躺姿勢，並將雙膝夾住抱枕（或是折起的坐墊）

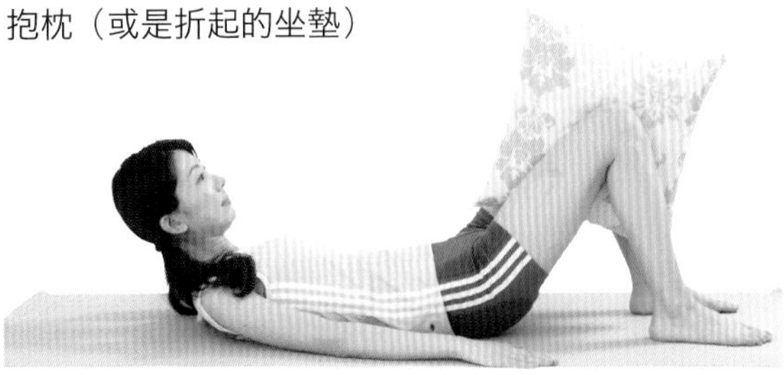

2 兩隻手掌貼地，支撐身體，慢慢把頭抬起接近膝蓋。停留5秒

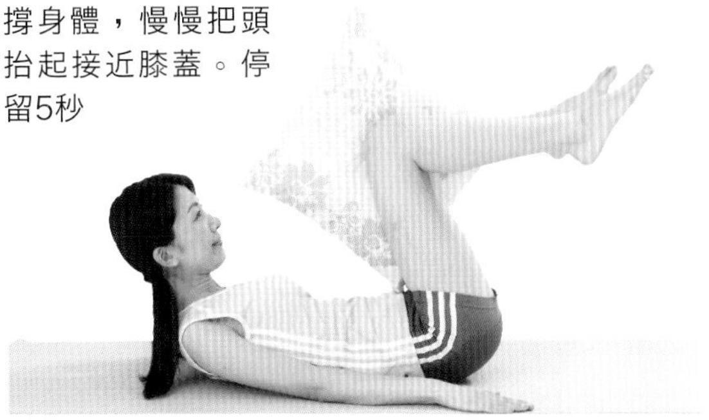

3 5秒後回到原來的姿勢。當由背往腰拱圓拉伸時，要特別注意腰背動作的變化

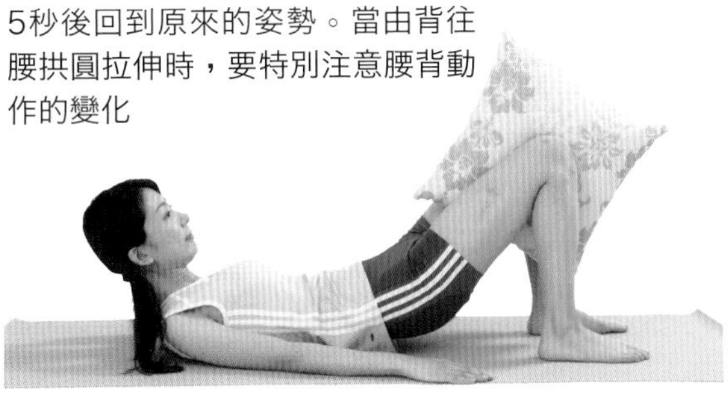

4 再來，想像要拉伸腰部，將臀部上提，停留5秒。各個動作大腿內側都要用力，須注意不要讓抱枕（坐墊）落下

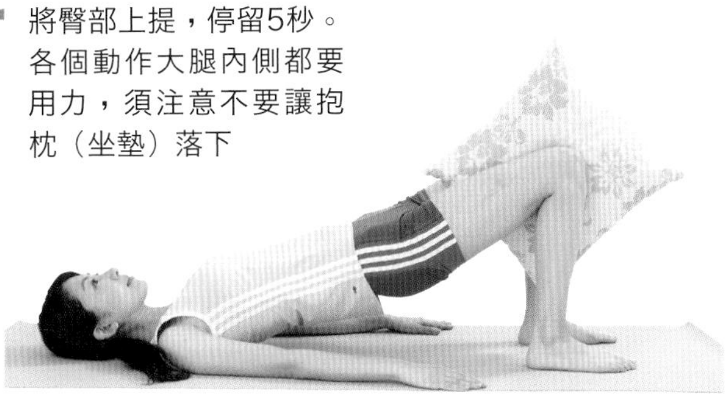

【搖搖骨盆】的操作方式

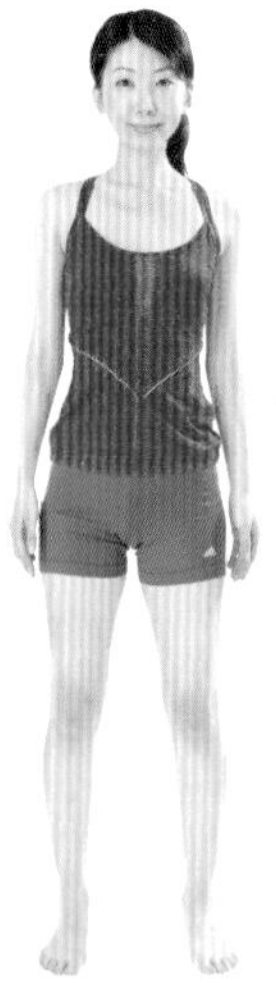

1 手臂下垂站立

手臂自然落下，腳放鬆張開與肩同寬

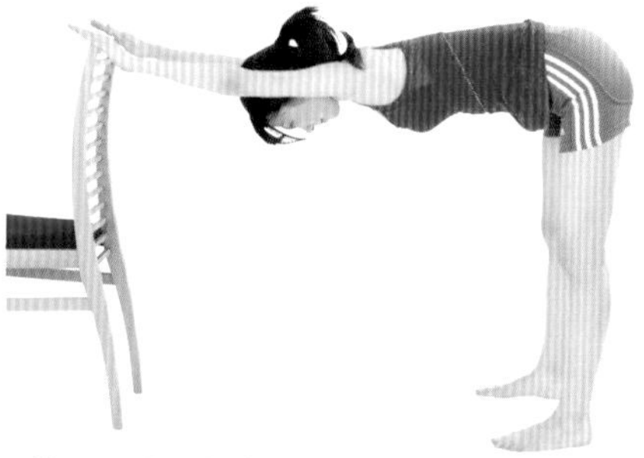

2 選擇高度適中的桌椅，手扶邊緣、腰部下壓

手臂及背部成水平狀，可稍微調整雙腳距離。上半身保持和地面平行。需注意腳不要張得太開，頭也不要低於手臂的高度。

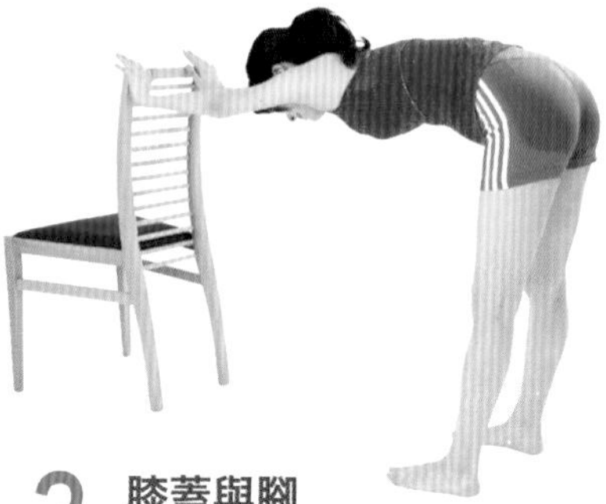

3 膝蓋與腳需確實伸直

重心放在腳跟，想像著把臀部正中心對準後方的人，將臀部向後推。如此一來，自然而然就可以伸展到腳及膝蓋內側。就像貓咪突然伸直尾巴的感覺一樣

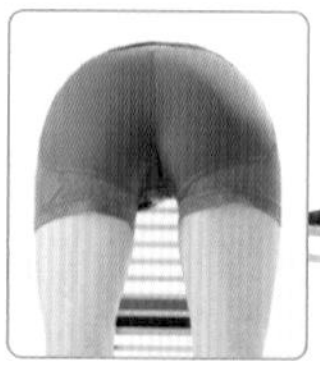

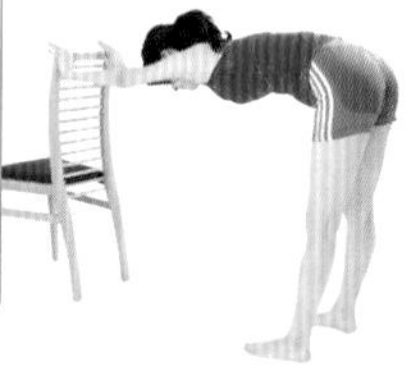

畫出像魚板一樣的半圓形，小幅度的震動臀部、搖動脊椎

4 使骨盆左右搖擺

腳底貼地，左右搖動骨盆。緩慢小幅度的震動，6次來回為1組。1天以2組為目標

**6次來回
為1組
1天2組**

POINT

不要直線搖動

直線的搖動並無法拉伸到大腿內部肌肉，會使效果不彰。可以想像是船底有桶子在滾動這樣的感覺操作。並同時將臀部畫出像魚板一樣的半圓形，左右搖動骨盆

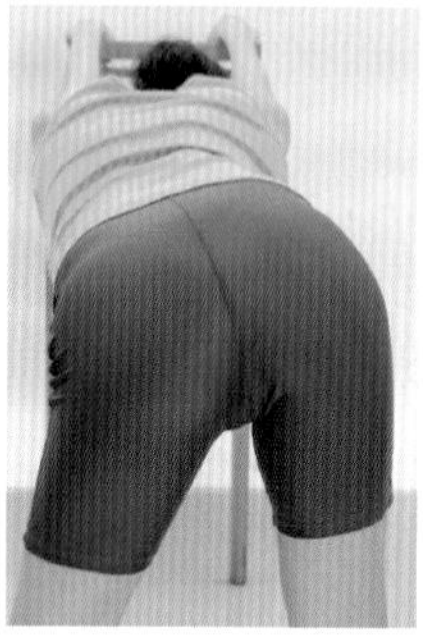

骨頭及關節的歪斜會引起疼痛

脊椎管狹窄症等疾病造成的慢性疼痛，與其說是老化引起，骨頭及關節的歪斜可說才是主要導因。

要矯正身體的歪斜不正，肌肉及骨骼兩方面的訓練皆不可少。

透過移動肌肉和骨骼，消除脊椎管狹窄等變形，改善腰部慢性疼痛的「搖擺骨盆」動作。

正確操作【搖搖骨盆】的動作，可以感覺到從頭到背部能更輕鬆地伸直，大腿內側及膝關節內側的肌肉也會受到刺激。

自然而然地矯正身體歪斜。脊椎管狹窄症等疾病引起的慢性腰痛也會隨之改善。

（清水ひろみ）

【減痛貼布】

透過Y字貼法放鬆肌肉，在附近腰部的疼痛也會獲得改善、舒緩

適用腰痛嚴重的人【減痛貼布】的貼法

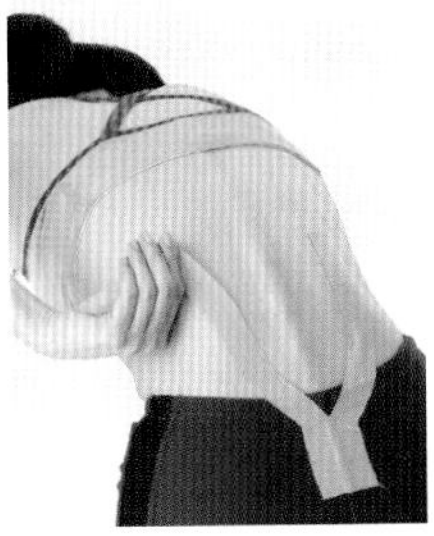

3 以向前傾的姿勢，輕拉岔開兩條貼布的前端，沿著脊椎兩側向上黏貼。完成後會呈現Y字形

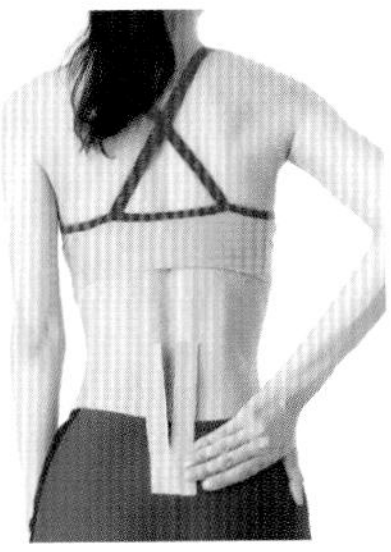

2 手持貼布，上下剪成Y字形。撕開黏貼面貼片，將貼布底端對到後背肚臍後方的位置黏貼

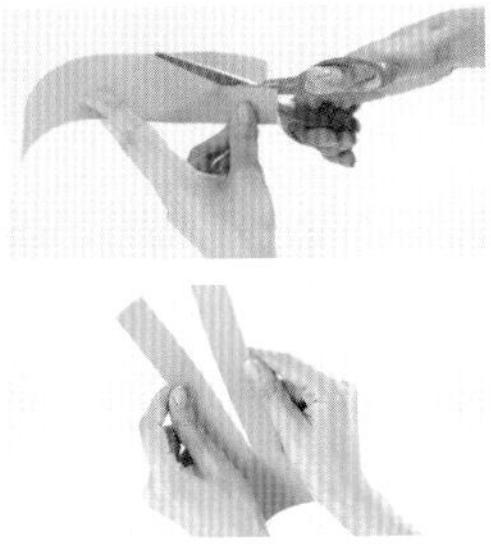

1 從貼布底部（未剪開部分）中央開始，預留最後5cm左右的長度，剪一個長10cm的直線，將貼布叉開成兩條

需準備的東西

寬50mm或75mm的肌能系貼布……15cm

★肌能系貼布可於藥局或藥妝店購買

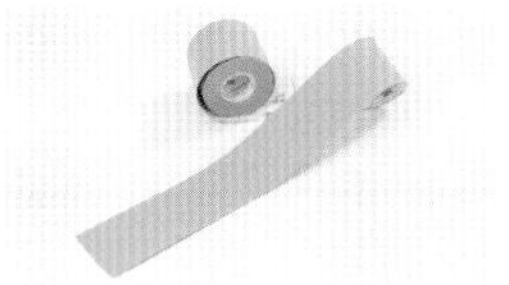

完成

回到直立站姿，貼在肌膚上的機能系貼布如呈現如右圖的波浪狀就是成功了

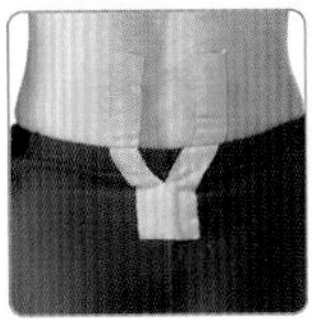

適用腳麻嚴重的人【減痛貼布】的貼法

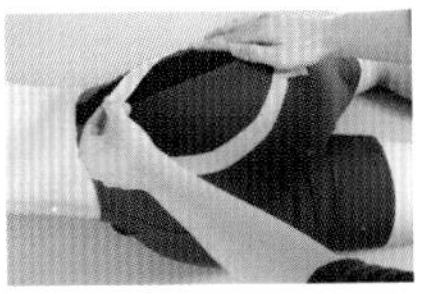

3 輕輕拉扯靠近身體前側的貼布，畫出對稱2步驟貼布的弧形，進行貼合

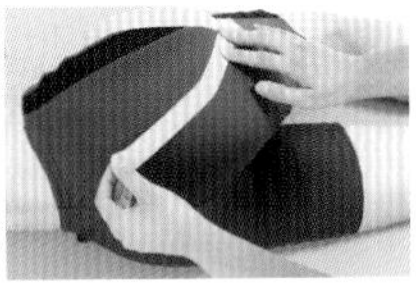

2 輕拉靠近臀部貼布分支的前端，沿著臀部的曲線貼合

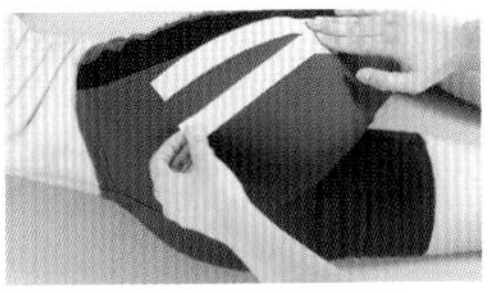

1 採側躺姿勢，將有腳麻困擾的腳放在上方，輕輕的將膝蓋向前彎曲。將大腿根部稍微凸出的骨頭對準貼布底端，貼上貼布

需準備的東西

15cm的肌能系貼布，由中央剪出約10cm左右的直線缺口

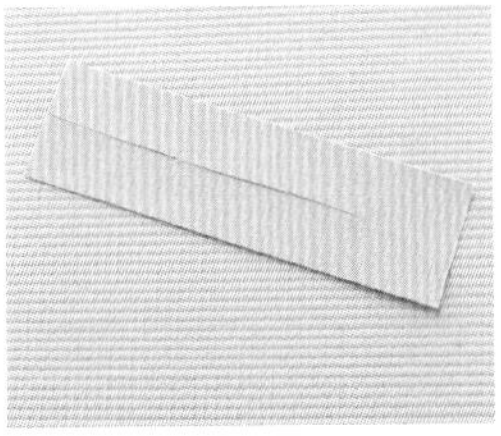

小秘訣是輔助伸縮但不固定

【減痛貼布】使用了不固定肌肉而可配合肌肉度做伸縮的「肌能系貼布」。小秘訣便是使用肌能系貼布，減緩因脊椎管狹窄症導致的腰痛及麻痺不適。肌肉痙攣是造成腰痛的原因。當肌肉痙攣，不正常的肌肉收縮，會使運送細胞氧氣及營養的血流不順，並造成負責回收老廢物質及排泄的淋巴流動變差。肌肉萎縮硬化，身體循環不佳，腰痛及麻痺就出現了。透過【減痛貼布】的貼法，緩和硬化肌肉的僵直狀況，促進血液及淋巴的流動，疼痛及麻痺的感覺自然而然就會減緩了。

（清水泰雄）

瞬效舒緩坐骨神經痛麻痺疼痛的方法

【滾動骨盆】

透過滾動骨盆的動作，調整腹肌及背肌間的平衡，就可改善坐骨神經痛引起的麻痺及劇烈腰痛！

肌肉退化、脊椎負擔加劇，導致肌肉硬化

腰痛最常見的原因是因肌肉僵硬而引起的筋膜性腰痛。這是位於脊椎橫向、腰部的肌肉僵硬而引起的疼痛。但是為什麼肌肉會出現僵直、硬化的狀況呢？這可是和腹肌息息相關呢。

當腹肌認真執行工作時，腹肌及背肌會由前後支撐脊椎。但是，當腹肌退化、機能不佳，人體就不得不靠背部側邊的背肌協助支撐。因此，過度使用背肌，便會使得經常使用的肌肉變得僵硬。

如此一來，因為身體前測無法有效的支撐，壓力都落在背部的脊椎上了。

在這樣的狀態下，如果剛好又受到較強的壓力，便會導致位於骨頭間的椎間盤破裂，內容物外露，這就是椎間盤突出。再來，肌肉持續退化，如只依靠背部的肌肉支撐身體，就這樣維持數年甚至數十年，這些壓力會漸漸導致脊椎位移、骨頭變形、椎間盤變薄、骨頭與骨頭間的間隔變窄等狀況出現，這就是脊椎管狹窄症了。椎間盤突出及脊椎管狹窄症較常見於本來就有因肌肉問題導致腰痛的人身上。

再來，椎間盤突出及脊椎管狹窄症等問題浮現後，坐骨神經痛也會隨之而來。坐骨神經痛指的是在臀腿的部位出現疼痛麻痺的狀態。原本只是腰部的疾病，最後卻連足部都會出現症狀。

利用【滾動骨盆】矯正骨盆歪斜

如果這些症狀顯而易見，請試看看【滾動骨盆】的動作。

【滾動骨盆】的動作可以幫助你改善

【滾動骨盆】的操作方式

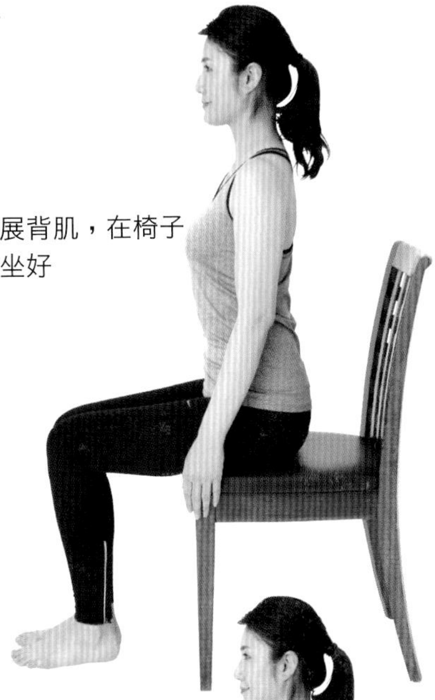

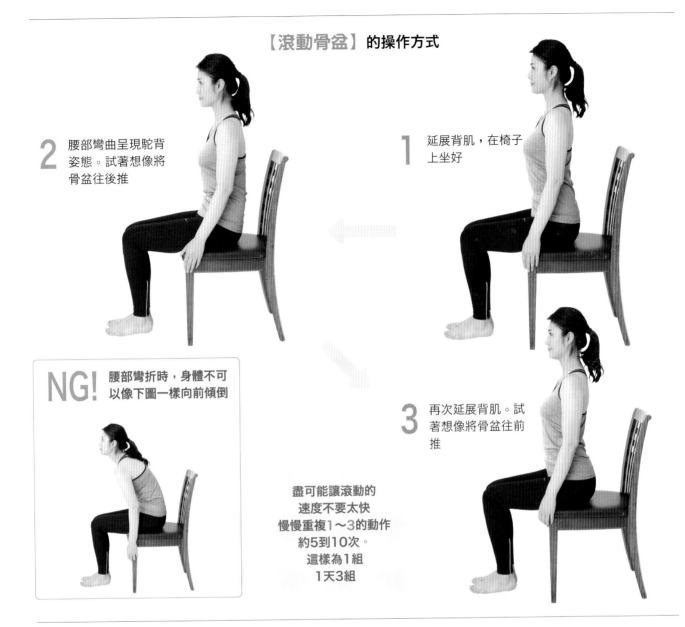

1 延展背肌，在椅子上坐好

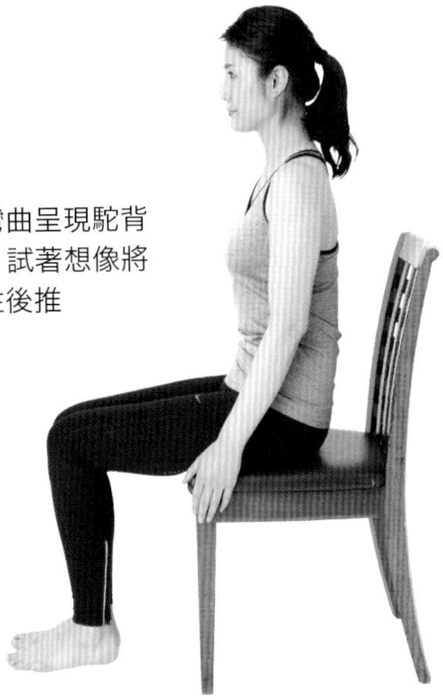

2 腰部彎曲呈現駝背姿態。試著想像將骨盆往後推

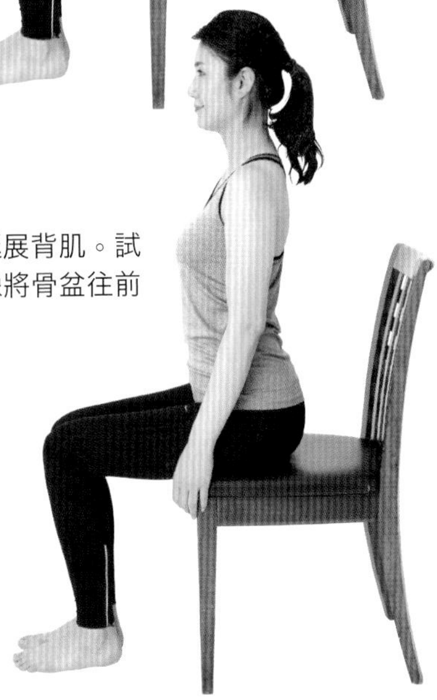

3 再次延展背肌。試著想像將骨盆往前推

NG! 腰部彎折時，身體不可以像下圖一樣向前傾倒

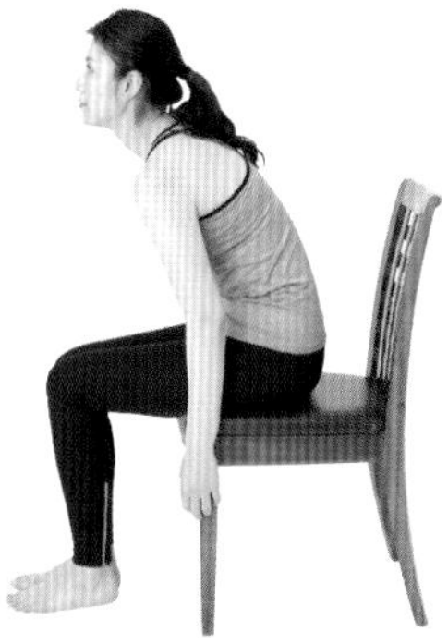

盡可能讓滾動的速度不要太快慢慢重複1～3的動作約5到10次。這樣為1組1天3組

肌肉的狀態，適度運動到前後支撐脊椎的腹肌及背肌。但請記得改善肌肉的狀態指的並不是鍛鍊肌肉。

當骨盆週邊肌肉的狀態改善後，動作時椎間盤等組織較不易觸碰到神經，也就不會出現疼痛麻痺的症狀。

廣為大眾所知，改善腹肌及背肌的狀態後，椎間盤突出及脊椎管狹窄症的症狀也會隨之消失。

【滾動骨盆】是相當簡單的運動。請務必試看看利用這個動作，矯正自身的骨盆歪斜、改善腰部的狀態吧。

（長岡隆志）

【解放骨盆】

臀部聚集了人體上的大塊肌肉。透過解放骨盆的動作緩和臀部肌肉，改善足腰的不適疼痛

有腰痛的人，臀部的肌肉也是在僵硬的狀態

我第一次閃到腰是在18歲的時候。之後又陸續發生了許多次，甚至有椎間盤突出的狀況出現。也被醫生告知「不做手術便無法治癒」。但是，因為身邊有朋友因相關手術失敗導致下半身癱瘓的例子，使得我無法下定決心接受手術。可以的話，我想盡可能避免手術侵入有許多重要神經通過的腰部，以及保護這些神經的骨盆。就在這時，以改善腰痛為目標的井上腰痛道場開幕了。

在這段過程中，我們發現有扭傷、椎間盤突出、脊椎管狹窄症、坐骨神經痛等有腰痛困擾的人，大家的臀部肌肉都處於僵硬的狀態。

我們並不清楚是因為腰痛導致臀部肌肉的負擔加劇，或是因為臀部肌肉僵硬才引起腰痛。如果真的要說，我個人較偏好後者的說法，或是說這是互相作用下的結果。

臀部肌肉是我們人體上較大塊的肌肉，當這裡的肌肉變得僵硬，血流變差，不只會造成因足腰發冷導致的疼痛及麻痺，也可能與全身發寒有密切的關係。不需要手術，能改善臀部肌肉狀態的動作就是【解放骨盆】。多數的人約操作1到2週，腰痛的問題便可改善。如果是慢性腰痛，有時需花費一個月以上的時間，但是在臀部及腰部周邊那種熱熱暖暖的感覺，就是有效果的最佳證據。

（井上優一）

不對腰部造成過度的負擔躺著就可以做【解放骨盆】的操作方式

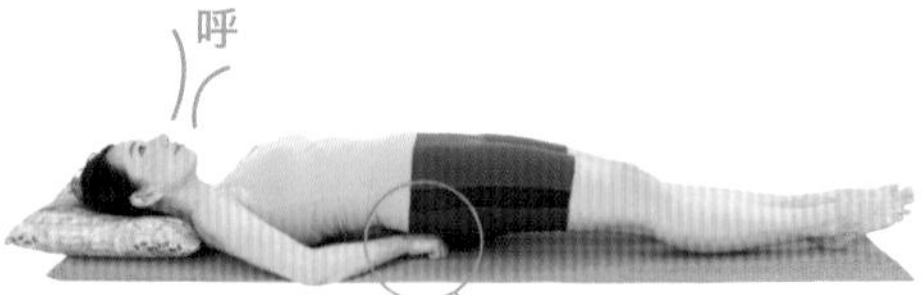

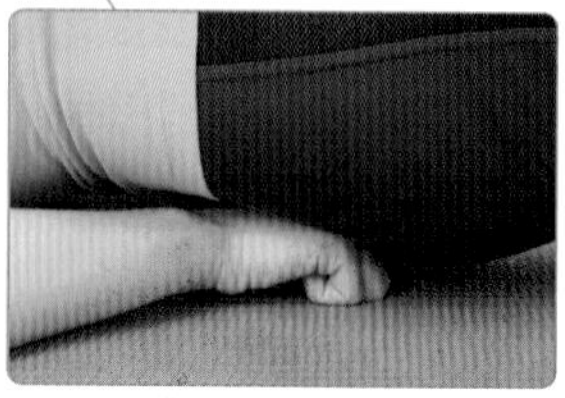

手握拳放在臀部下方

手握成拳，在仰躺的狀態下放到能夠舒緩的位置。用自己的身體重量進行刺激。鼻子吸氣、嘴巴吐氣為一組。一天操作五組

1天1分鐘OK。沒有困難的人可以做個 3～5分鐘

解放的重點在這裡！

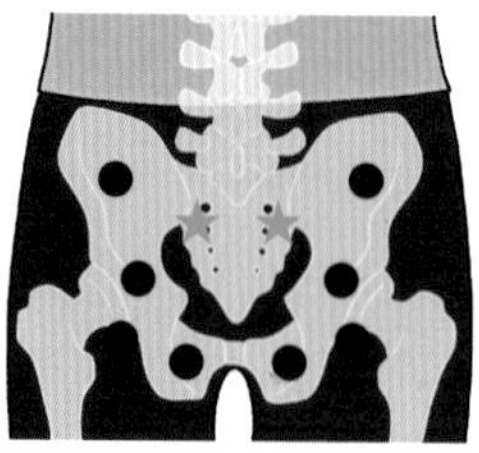

可調整自律神經平衡的解放位置在圖上★的位置，當刺激包含★跟●左右各5個位置，便可放鬆臀部肌肉，腰痛也會獲得改善。使用拳頭或是放一個小球等方式都可以。但是如果是剛做完腰部手術，或是向後彎腰會感到劇烈疼痛的人，在疼痛減緩前請盡量避免這個動作

【放鬆異常筋膜】

脊椎管狹窄症所出現的腰痛症狀，是因背部筋膜不正常收縮導致骨骼歪斜引起。坐著便可操作，舒緩、解放異常筋膜

筋膜歪斜是造成腰痛的根本原因

大部分腰痛的原因是因筋膜歪斜所致。筋膜，指的是覆蓋在肌肉纖維、骨頭、血管、內臟等部位上並相連結的薄膜。筋膜就像是連身衣一般盡可能的覆蓋全身。當身體某個位置的筋膜出現硬化等異常時，不適症狀便會從那個位置開始延伸到其他部位，甚至慢慢發展成脊椎管狹窄症等疾病。腰痛的狀況下，則是人體由腳後跟延伸到後頭部，覆蓋整個背部的「背部網絡」的筋膜出現問題所致。如果我們背部網絡的筋膜長時間維持在同一個姿勢，或背部的肌肉未被使用的話，便會出現歪斜並漸漸萎縮。那收縮的筋膜要如何恢復到放鬆（回到原來的狀態）的狀態呢？簡單來說，筋膜的伸展就變得相當重要。

筋膜恰如其名是一個「膜」的構造。所以不單只是按摩特定的點，而是需按摩一個區塊，這點需要特別注意。就像在製作烏龍麵的麵團一樣，慢慢的按壓、伸展收縮的筋膜吧。最重要的是在操作的過程中，需控制在會感覺到「好舒服！」的力道。依按法的不同，也有可能對筋膜造成傷害。但如果是【解放異常筋膜】這個動作，便可慢慢調整筋膜的狀態，進一步改善骨骼歪斜的狀況。如此一來，壓迫到血管的骨骼回到了正確的位置，血流也因此變好了。透過這個動作，不只可以緩解脊椎管狹窄症造成到疼痛不適，一直以來停滯不佳的營養傳遞及水份代謝也會變得流暢，身體不僅較不易感到疲勞，浮腫的狀況也會有所改善。

（瀧澤幸一）

舒緩一坐下就導致腰痛的筋膜，對抗疼痛【放鬆異常筋膜異常筋膜】的操作方式

1 坐在椅子前端，腰背挺直

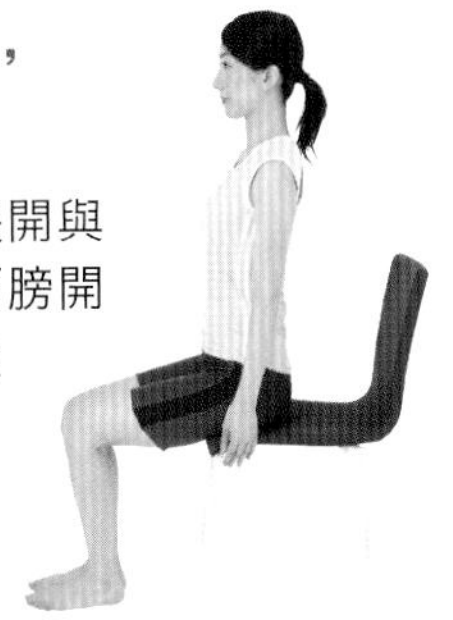

坐在椅子前端，腳張開與肩同寬。兩手臂從肩膀開始自然下垂。背肌拉直，臉面向前方

2 左右其中一隻腳翹到另一隻腳上

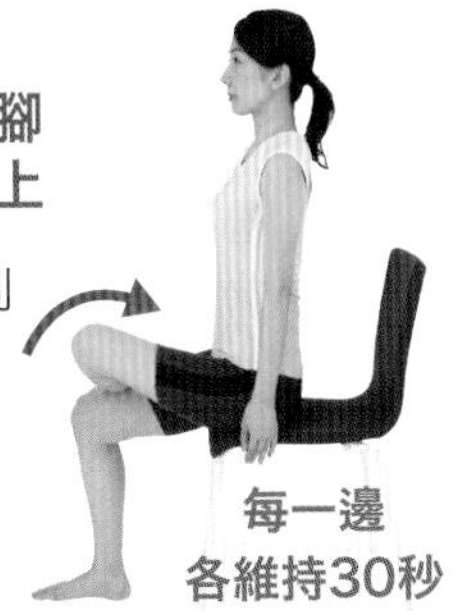

左右其中一隻腳翹到另一隻腳的大腿上。這時要注意背部不可彎曲

每一邊各維持30秒拉伸背部

3 背部不彎曲、身體向前傾

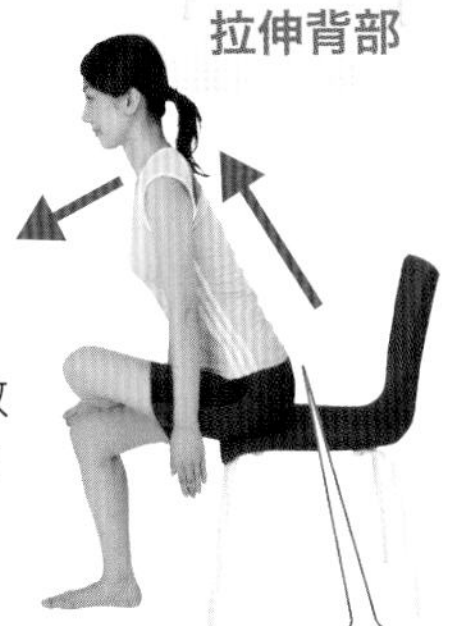

維持2的狀態，像敬禮一樣將上半身向前傾。需維持在步驟1背部拉直、手臂自然下垂的狀態。30秒後換另一隻腳

重點：不要特別使力，而是用身體的重量讓上半身向前傾，背部網絡有被拉伸的感覺

【肚臍拉伸】

當骨盆立起、血流順暢，腰痛及坐骨神經痛就會隨之改善！

晨間新習慣！顯而易見緩和腰痛、坐骨神經痛【肚臍拉伸】的操作方式

1 膝蓋著地
採四足跪姿

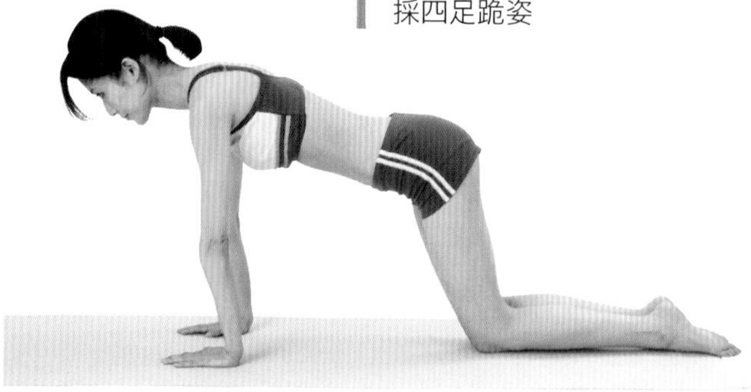

2 腰部輕輕落下，兩腳伸直延伸

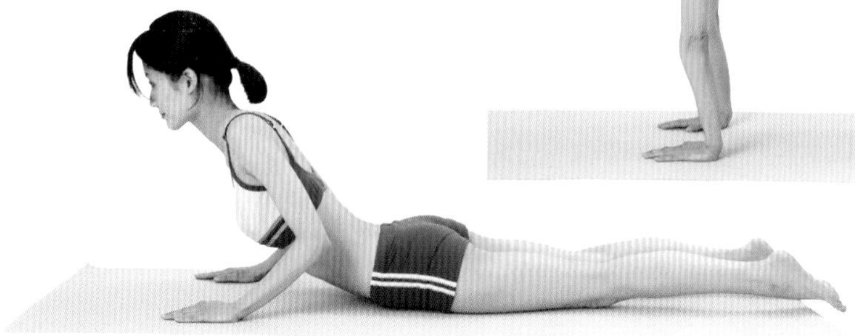

3 手肘伸直，邊吐氣邊將頭向上抬起。停留5秒。1～3為一組，重複5～8次。

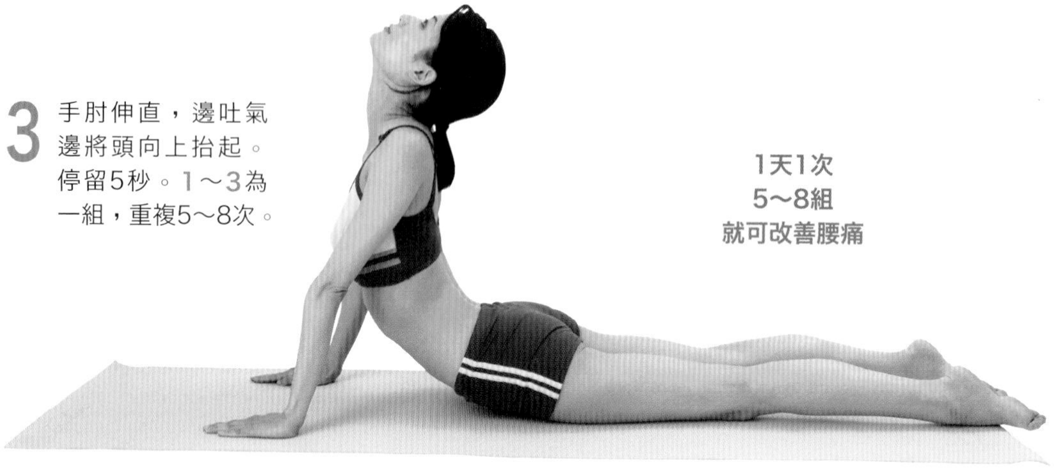

1天1次
5～8組
就可改善腰痛

將肚臍捲起的姿勢對身體是不好的

【肚臍拉伸】的動作可幫助骨盆立起、恢復漂亮的脊椎線條。更可讓神經恢復正常的流動，不僅可改善腰痛，坐骨神經痛、膝蓋痛，腳麻等問題也會隨之緩解。

另外，這個動作還確保內臟有足夠的空間，使血流及淋巴的流動更為順暢，活化人體代謝。

【肚臍拉伸】的動作一開始採四足跪姿，在慢慢吐氣的同時將腰部落下，形成一個漂亮的弧形。同時，在不勉強的狀態下將頭向後仰，可緩解頭痛、肩膀痛以及麻痺不適。椎間盤中有較多的水分，因此在特別容易扭到腰的早晨操作特別有效果。

（三浦良泰）

【骨盆舒緩毛巾術】解開固化的仙骨，腰痛及坐骨神經痛一掃而去！

只需一條毛巾，便可逐步舒緩僵硬症狀【骨盆放鬆毛巾術】的操作方式

1 尋找仙骨

首先，先找到臀部裂縫上方的尾骨。手握拳放在尾骨的上方，拳頭的左右兩側就是仙骨了

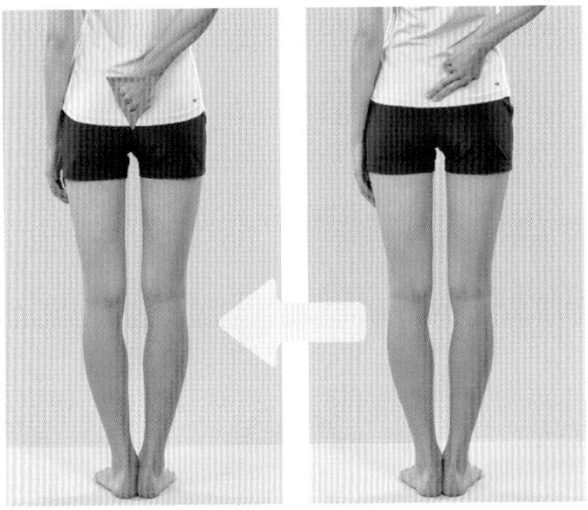

需準備的東西

將洗臉的毛巾（可以的話厚一點的）打上兩個結。兩個結的中間盡可能的不要有縫隙，確實拉緊

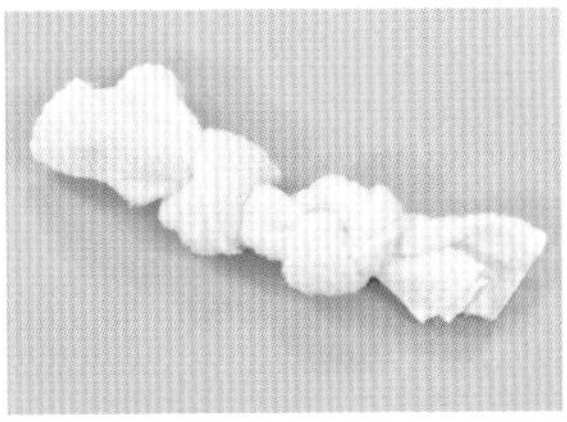

2 舒緩仙骨

採坐姿。將一開始準備好打結的毛巾放在剛剛步驟1找到的仙骨附近。躺下維持1分鐘，要注意毛巾的位置不要跑掉了。要避免在柔軟的床上操作這個動作，可以的話在地板或是墊子上操作，不需墊枕頭。1次1分鐘，1天3次

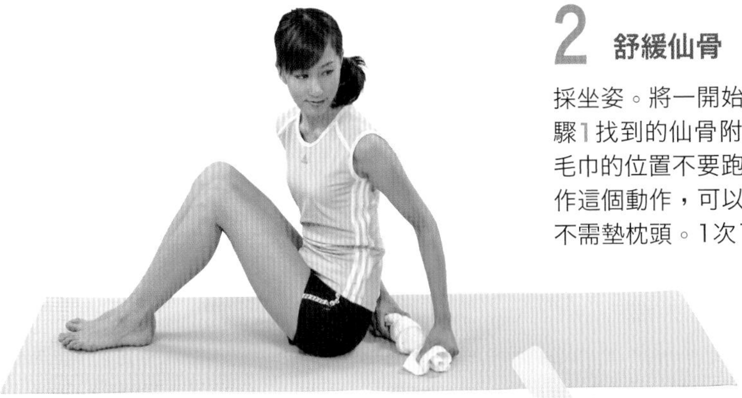

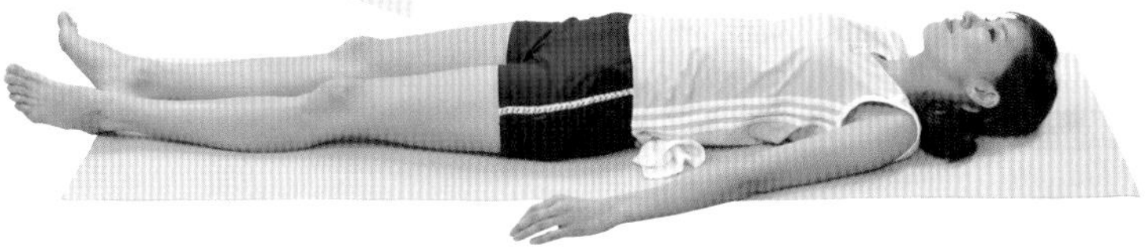

目的是感覺「非常舒服」如果太過疼痛請停止操作

從根本緩和疼痛及不適症狀

位於骨盆中央的仙骨周圍，是支撐人體約80％重量的中心部位。當仙骨因僵硬固化而無法順利動作時，並不會立刻產生劇烈疼痛。但是，和仙骨相連的脊柱起立肌（支撐脊椎的肌肉）及在臀部的大腿肌會出現發炎的症狀，周圍的神經受到壓迫，便會出現劇烈腰痛及坐骨神經痛的情形。

當仙骨僵硬固化的情況緩解，骨盆周圍的關節動作，連內臟的機能、血液的流動等都會變得更好。不只腰痛及坐骨神經痛可獲得改善，也有許多人明顯感受到便秘及發冷的症狀獲得緩解喔。

（酒井慎太郎）

舒緩梨狀肌的僵直及緊繃，改善坐骨神經痛及椎間盤突出問題

【臀部放鬆】

解放臀部及腰邊肌肉【臀部放鬆】的操作方式

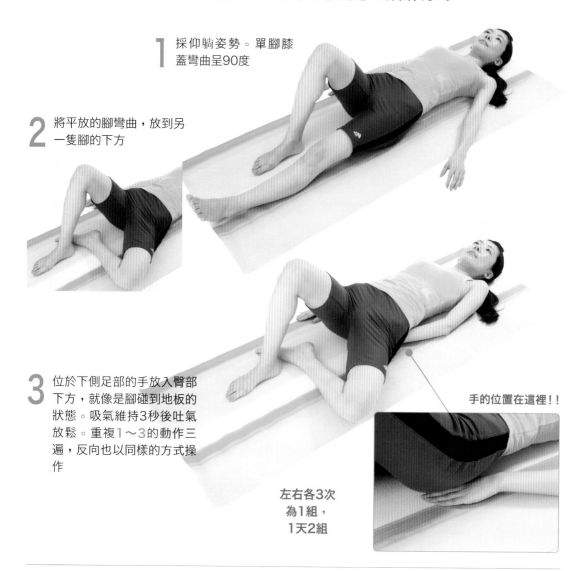

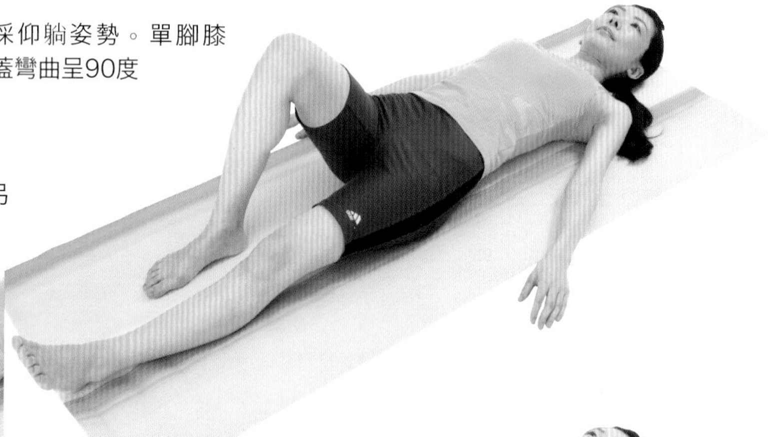

1 採仰躺姿勢。單腳膝蓋彎曲呈90度

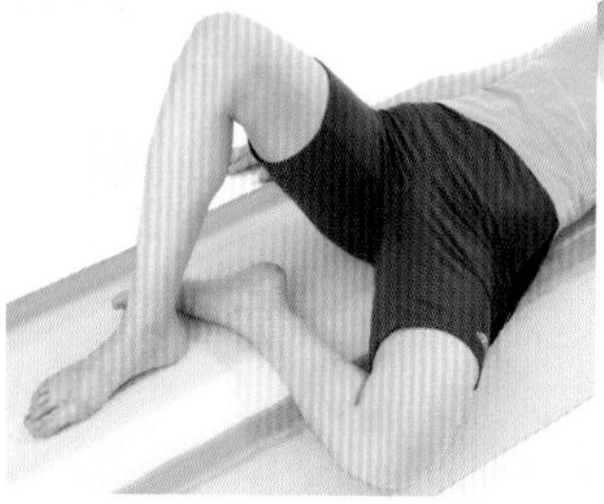

2 將平放的腳彎曲，放到另一隻腳的下方

3 位於下側足部的手放入臀部下方，就像是腳碰到地板的狀態。吸氣維持3秒後吐氣放鬆。重複1～3的動作三遍，反向也以同樣的方式操作

手的位置在這裡！！

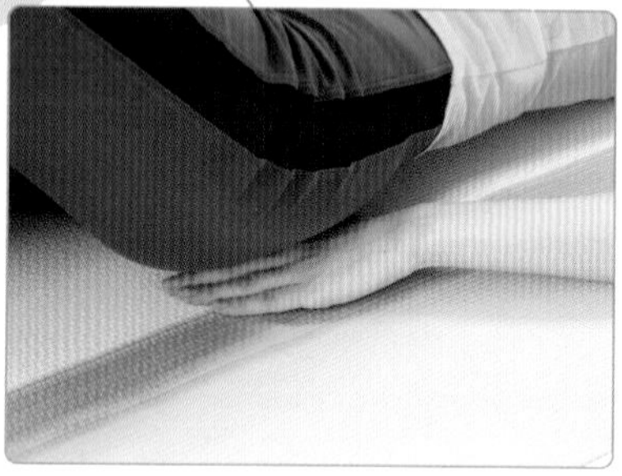

左右各3次為1組，1天2組

近年隨著電腦的普及，長時間維持久坐姿勢工作或讀書的人也增加了。因此，臀部週邊的肌肉一直處於緊繃的狀態，導致髖關節及骨盆歪斜，脊椎管狹窄症、椎間盤突出、坐骨神經痛、錯位等病症也隨之浮現。這些症狀引起的疼痛麻痺的共通點，都是因為臀部肌肉特別是「梨狀肌」硬化壓迫到坐骨神經所引起。

我推薦的這個【臀部放鬆】的動作，除了可舒緩梨狀肌，還會藉由刺激其收縮達到緩解僵硬及緊繃的效果。當血液循環變好了，不只是臀部的肌肉，大腿及腰部週邊的肌肉也會變得柔軟，骨盆及髖關節的歪斜可獲得改善，坐骨神經痛、脊椎管狹窄症及突出等問題就會解決了。

（藤田摩利男）

【解放腰部3點位置】由根源排除造成腰部麻痺疼痛的真因

疼痛的位置及造成疼痛的部位不在同個地方

【解放腰部3點位置】是使用手指等等部位按壓可緩解腰痛的激痛點（trigger point），並藉此改善腰痛麻痺症狀的方法。trigger 在英文是「觸發」的意思。當肌肉感到疲乏、緊繃，或是有神經性障礙，也就是說有精神上的壓力等原因，肌肉便會出現團狀的硬塊，這就是觸發的位置。肌肉包覆著筋膜及神經通過此處，與其相關的部位皆會出現疼痛及麻痺等症狀。

我們人體有數個激痛點，有腰痛症狀的人基本上集中在三個位置。

從這三個位置中，我們可以判別那一個是觸發腰痛的位置，並使用指腹按壓輕柔的舒緩不適，這是個可以在家操作相當簡便的舒緩運動。

（松本守雄）

立即見效！舒緩腰部3點位置 【解放腰部3點位置】的操作方式

導致腰部疼痛麻痺的3大位置

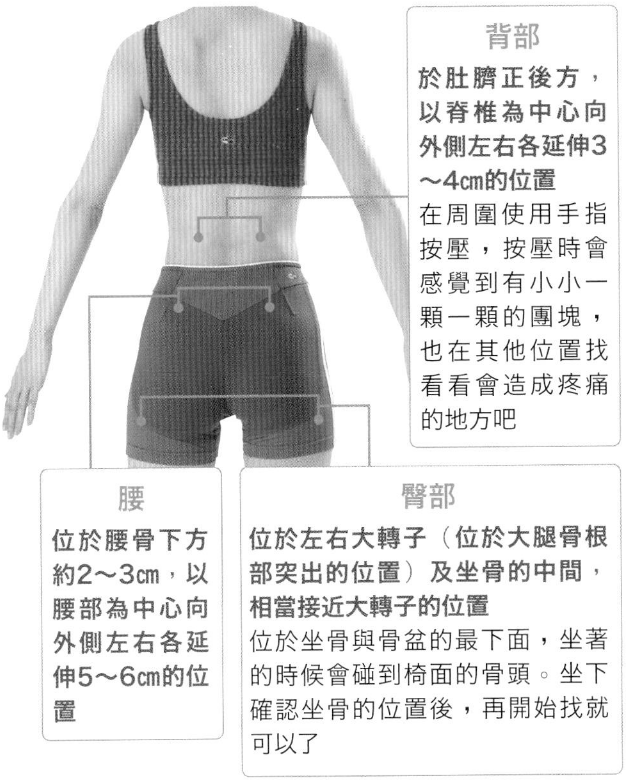
背部
於肚臍正後方，以脊椎為中心向外側左右各延伸3～4㎝的位置
在周圍使用手指按壓，按壓時會感覺到有小小一顆一顆的團塊，也在其他位置找看看會造成疼痛的地方吧
腰
位於腰骨下方約2～3㎝，以腰部為中心向外側左右各延伸5～6㎝的位置
臀部
位於左右大轉子（位於大腿骨根部突出的位置）及坐骨的中間，相當接近大轉子的位置
位於坐骨與骨盆的最下面，坐著的時候會碰到椅面的骨頭。坐下確認坐骨的位置後，再開始找就可以了

尋找激痛點的方法…自己確認激痛點的時候，使用指頭按壓，確認疼痛及觸感。是手指按壓的部位感到疼痛，還是疼痛及麻痹的感覺會在其他地方擴散，手指按壓時是否有按到一顆顆的硬塊（團塊）等，都是可以用來判別的依據。

1 尋找激痛點

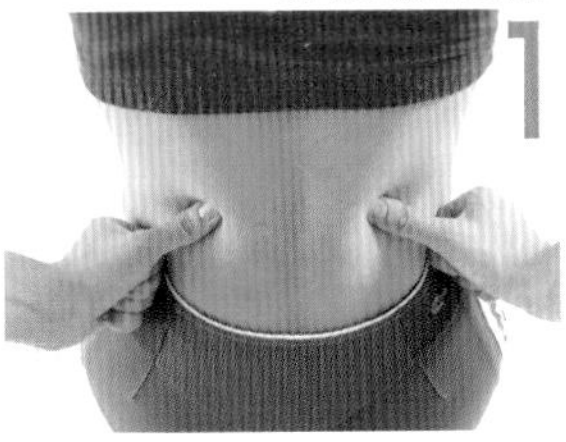

慢慢移動按壓的位置，確認是否按到小小的顆粒硬塊，並感受按壓時是否有其他部位感到疼痛，以此為依據尋找激痛點

2 以手指按壓放鬆

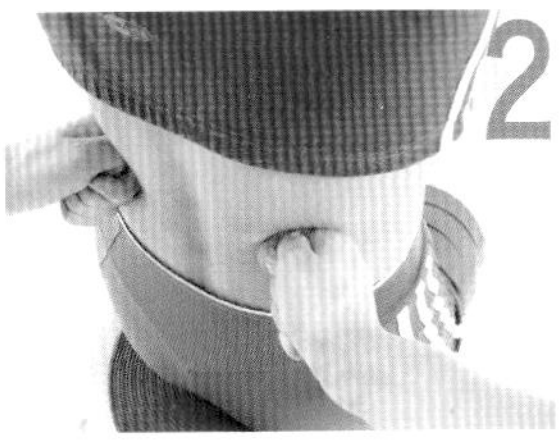

找到激痛點後，以手指按壓刺激約5分鐘。並不是用力按壓。而是以不會感到不適、覺得舒服的力道慢慢調整，按壓肌肉僵硬的位置，並藉此刺激排除堆積在肌肉裡的疲勞物質

揉捏按壓容易堆積老廢物質的腳趾，緩解坐骨神經痛的麻痺疼痛！

【腳趾揉壓】

慢慢按壓，促進全身的血液循環！【腳趾揉壓】的操作方式

1次5分鐘
便可明顯
感受到成效

●揉壓部位●

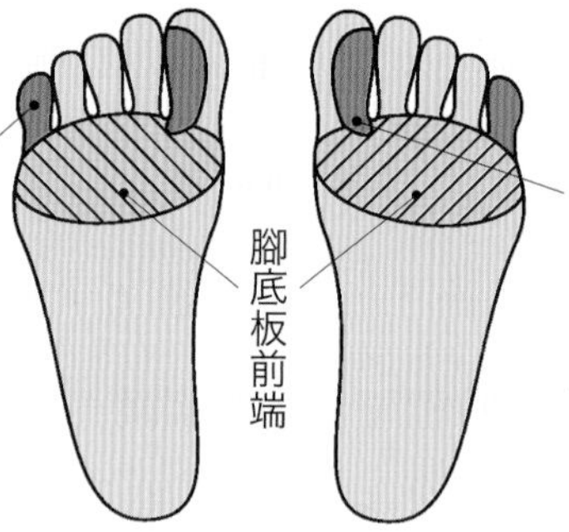

老廢物質容易堆積在大腳趾根部及整根小腳趾中。首先，先按壓腳底板前端（斜線的部分）部位，促進血流，會更有效果

1 揉壓腳底板前端

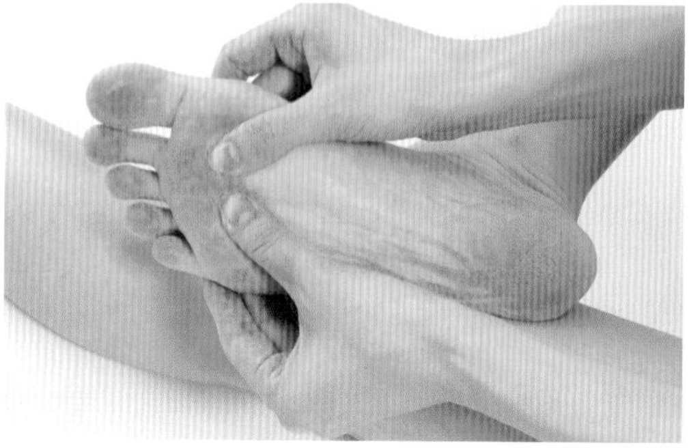

從腳底板前端向腳趾根部揉壓。血流變好後，疼痛也會減輕。可在大拇指塗上乳液，這樣會更為滑順且容易按壓

2 揉壓大腳趾根部

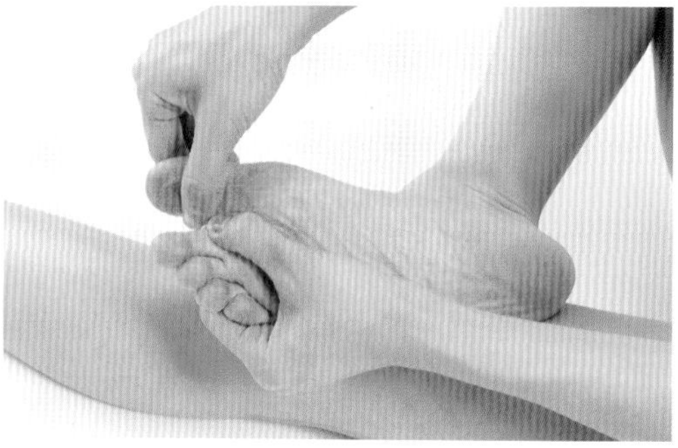

以大拇指縱向或橫向按壓根部及內側，排除堆積的老廢物質。就像是將卡在拇指縫中的沙子清除一般將老廢物質排除

3 揉壓整根小腳趾

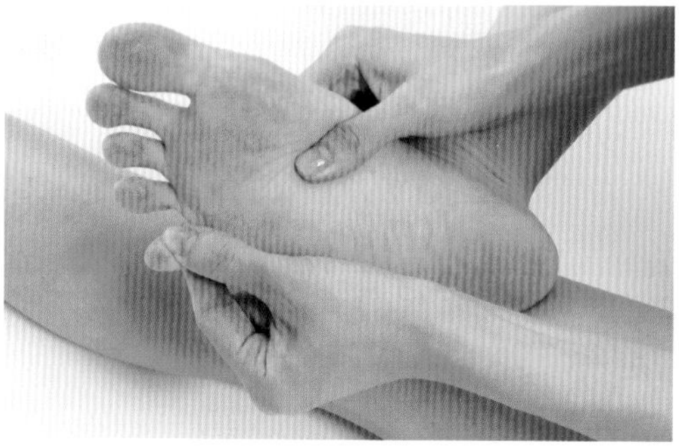

以小腳趾根部為中心，整體揉捏放鬆。理想的狀態是將如沙子般累積在小腳趾上，一顆一顆的老廢物質完全去除

血流不佳是造成神經痛的原因

【腳趾揉壓】是透過慢慢按壓大腳趾及小腳趾根部及內側，助於排除堆積老廢物質的按摩方式。

大腳趾的神經與內臟相連，小腳趾的神經則與膝蓋、髖關節及肩膀等身體部位相連接。

大腳趾有老廢物質堆積的人通常內臟機能也會較差，這就是最好的證據。因此必須確實仔細地揉捏。

【腳趾揉壓】時，如老廢物質堆積的越多就會越疼痛，所以按壓約5分鐘便可稍做休息。當血流順暢一鼓作氣留到腳尖時，足部會有溫暖的感覺喔。

【腳趾揉壓】針對症狀明顯的人效果也會更加顯著。有機會您也一定要感受【腳趾揉壓】的成效喔。

（權正廣幸）

造成惱人的腰痛、脊椎管狹窄症、坐骨神經痛的原因

人體重要部位，認識腰部及脊椎的構造及機能

脊椎是由脊椎骨堆疊而成

位在背部中間的脊椎，是由32～34個數公分高，被稱為脊椎骨的骨頭堆疊而成的（第64頁圖1）。脊椎骨正面是臼狀的椎體，背面是則有上下突起的椎弓。

同為脊椎骨，位於關節中心部位凹凸堆疊而成的是椎間關節。在腰部相連的五個脊椎骨我們稱為腰椎。

腰椎位於骨盆的上方。腰椎與頸椎（支撐頭部的脊椎骨）及胸椎（保護胸部的脊椎骨）構造幾乎相同，但更為強壯。

椎間盤扮演緩衝的角色、肌肉及韌帶負責支撐的工作

脊椎骨及脊椎骨中間有負責緩衝的軟骨組織椎間盤，椎間盤由果凍狀的髓核及覆蓋在周圍堅硬的纖維輪組成。

腰椎由肌肉及韌帶支撐（第64頁圖2）。

腰椎骨前方覆蓋的前縱韌帶，負責預防脊椎骨向前方突出；覆蓋在腰椎骨後方的後縱韌帶，負責防止腰椎骨向後位移以及椎間盤突出等狀況。

黃韌帶連結上下椎弓，棘間韌帶則是連接上下兩個棘突。

棘突後方覆蓋的棘上韌帶，用於防止脊椎骨向後方突出。

負責把腰椎維持在正確的位置、延伸脊椎維持身體正常機能的運作，這個位於背部的肌肉群我們通稱為脊柱起立肌。

連結骨盆及脊椎，表面看不見的深層肌肉（Inner muscle），是維持腰椎穩定不可或缺重要構造。

圖1　脊椎及腰椎的構造

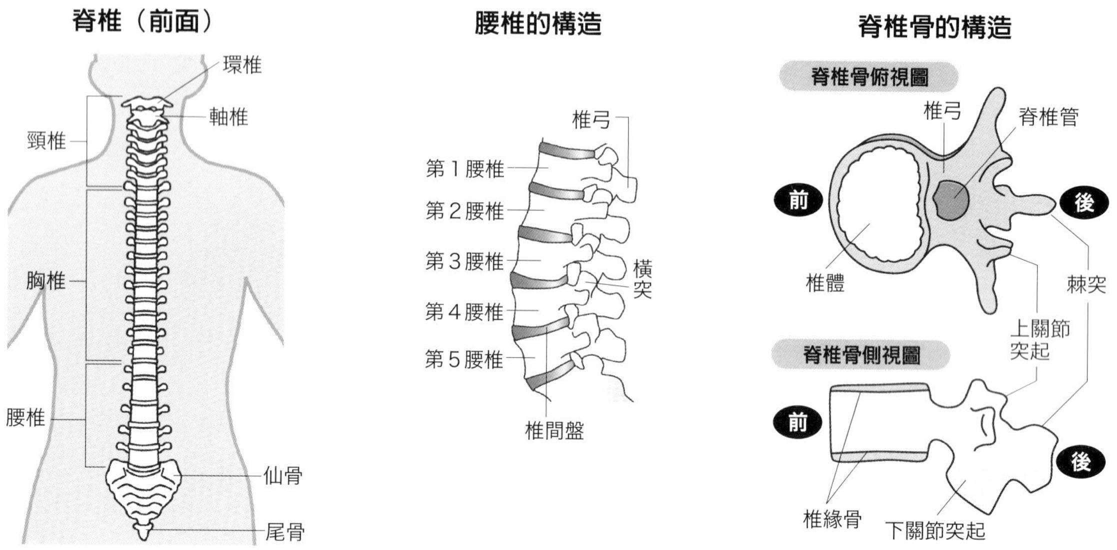

圖2　負責保護腰椎支撐人體的韌帶及肌肉

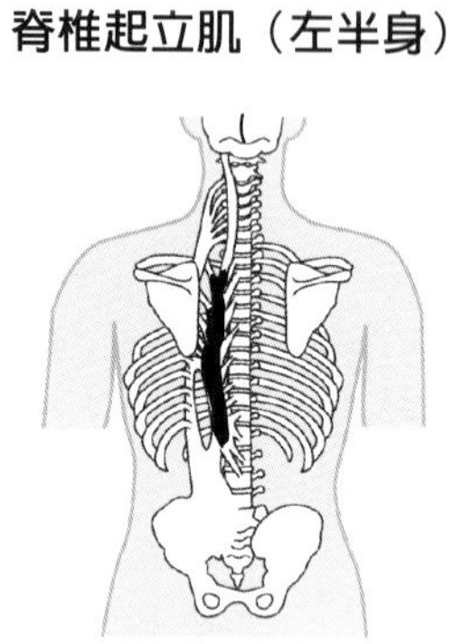

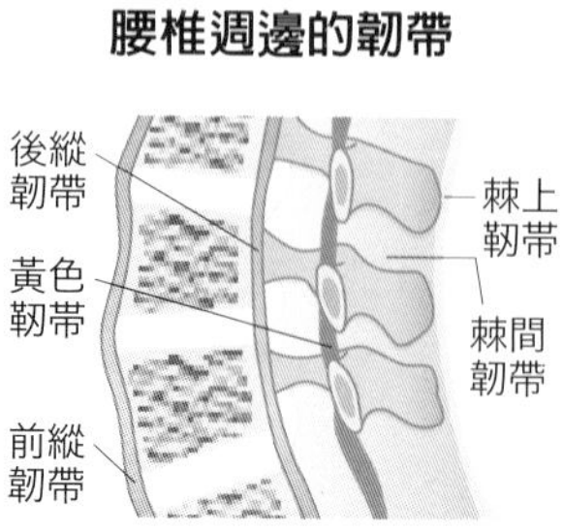

連結骨頭與骨頭的韌帶有非常好的彈性，具有協助關節滑順運動的效果

●功能
- 支撐上半身。
- 維持那個姿勢。

●這樣的動作會使用到脊椎起立肌
- 向前傾或維持半蹲姿勢時。
- 在前傾姿勢下站起時。
- 想將動作調整正確時。

與腰部動作息息相關

圖3　腰部的神經圖

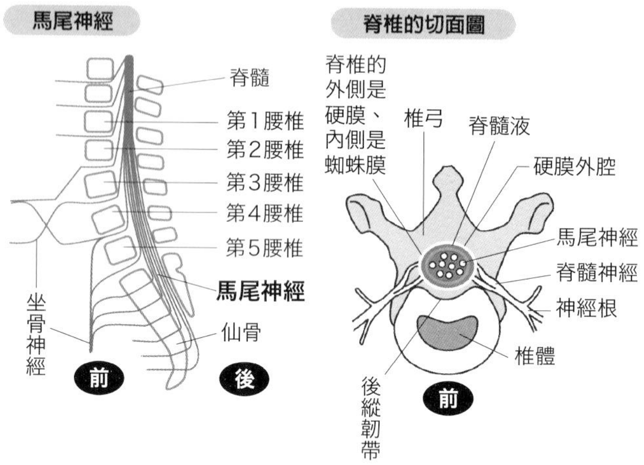

由脊髓經馬尾神經到坐骨神經的神經通道

各個脊椎都有一個孔穴（椎孔），並由「管子」（脊椎管）相連。脊椎管中則有由頸椎延伸到腰椎，被稱為脊髓神經的神經纖維束通過。

脊髓神經會在第三節腰椎骨附近分岔，這就是馬尾神經（圖3）。

馬尾神經在脊椎管內由腰椎經過仙骨向下延伸出神經根，從此處開始延伸聚集的神經就是坐骨神經，並與下半身各個部位相連。

這些身負重任的神經，分別是控制下肢運動的運動神經、將皮膚受到的刺激及感覺傳遞給大腦的感覺神經、管控排便及排尿的神經。

（竹川廣三）

為什麼會出現腰痛呢

人類的宿命 腰痛的根本原因

腰痛，可說是人類演化至以兩腳行走後所出現的症狀。

原本，哺乳類動物的骨骼及肌肉構造是在四足步行的前提下架構而成（第66頁，圖1）。

而且，當胎兒還在母親體內時，背部本來就是呈現圓弧的姿勢，脊椎也是呈現彎曲的圓弧形狀。

但是，當進入了爬行的階段，頸椎會開始出現前彎的弧度；開始走路後，腰椎的弧度也會慢慢成型。從側面看起來就像是畫了一個平緩的S型（生理彎曲）。

隨著成長，這個生理彎曲的形狀會變得更加紮實，腰部拱形的構造用以支撐人體上半身呈現直立的狀態。

這個生理的彎曲不只可以支撐上半身的重量，也可以吸收衝擊。構造上更是能配合人體上半身進行彎曲或是旋轉等動作。

相反的，腰部向前彎的部分則是長時間承受較大的壓力。

當壓力累積，瞬間又受到巨大的衝擊時，承受不住的器官（脊椎、椎間盤等）就會出現突發性的疼痛（發炎、突出、分離等）。

有時候發現時已經出現慢性疼痛的症狀。

動態動作的腰椎，因構造影響而引起腰痛

脊椎動作的方式，具有會導致腰痛的徵兆。

在我們前彎時，第4、5節腰椎會最為彎曲（參考第64頁）。

當上半身呈現90度彎曲，腰椎部分會彎折45度，剩下的部分則是由髖關節負責完成整個彎腰的動作。

腰椎的可動範圍大，負責支撐的肌肉負擔也大，疲勞累積就易引起腰痛（第66頁，圖2）。

有一說指出腰痛與人類平均壽命延長也有關聯。

從前，在人類壽命畫下終止前尚未出現不適症狀的器官，隨人類壽命延長也陸續出現疼痛的問題。在我們動作的同時，因自身重量加上外部對腰椎及椎間盤造成的衝擊，大約在20歲左右老化（變性）的狀況就會浮現。

腰椎及椎間盤的磨耗隨年齡增長持續進行，腰痛出現的頻率就變高了。

（竹川廣三）

圖1　人類脊椎生理彎曲的進化史

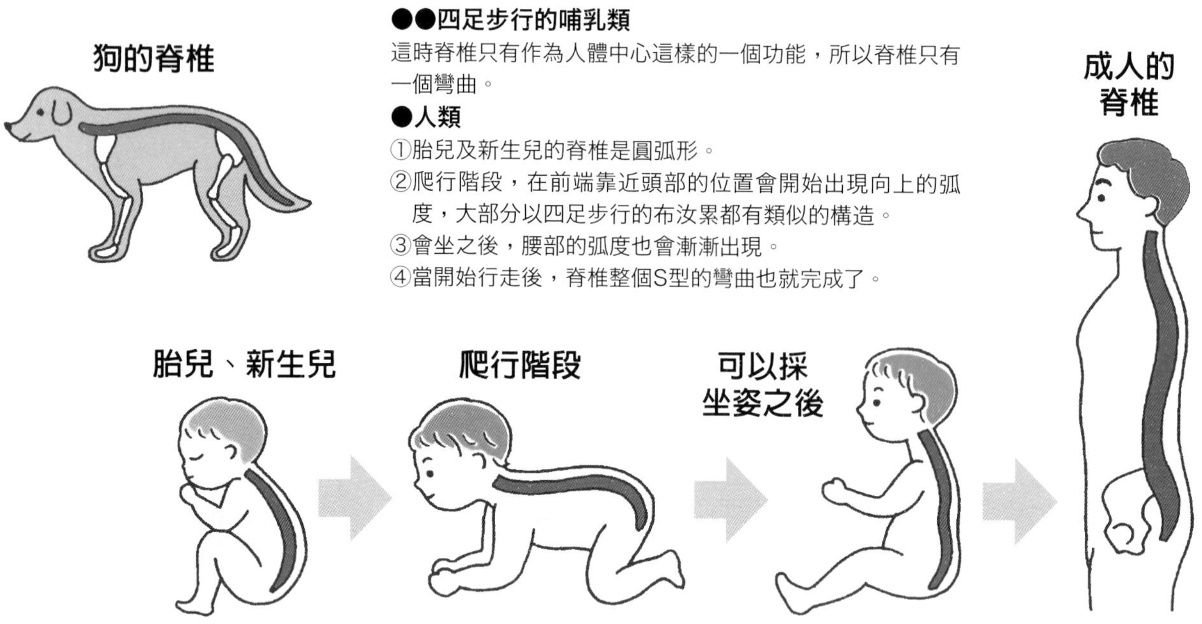

●●四足步行的哺乳類
這時脊椎只有作為人體中心這樣的一個功能，所以脊椎只有一個彎曲。
●人類
①胎兒及新生兒的脊椎是圓弧形。
②爬行階段，在前端靠近頭部的位置會開始出現向上的弧度，大部分以四足步行的布汝累都有類似的構造。
③會坐之後，腰部的弧度也會漸漸出現。
④當開始行走後，脊椎整個S型的彎曲也就完成了。

圖2　姿勢對脊椎負擔的影響

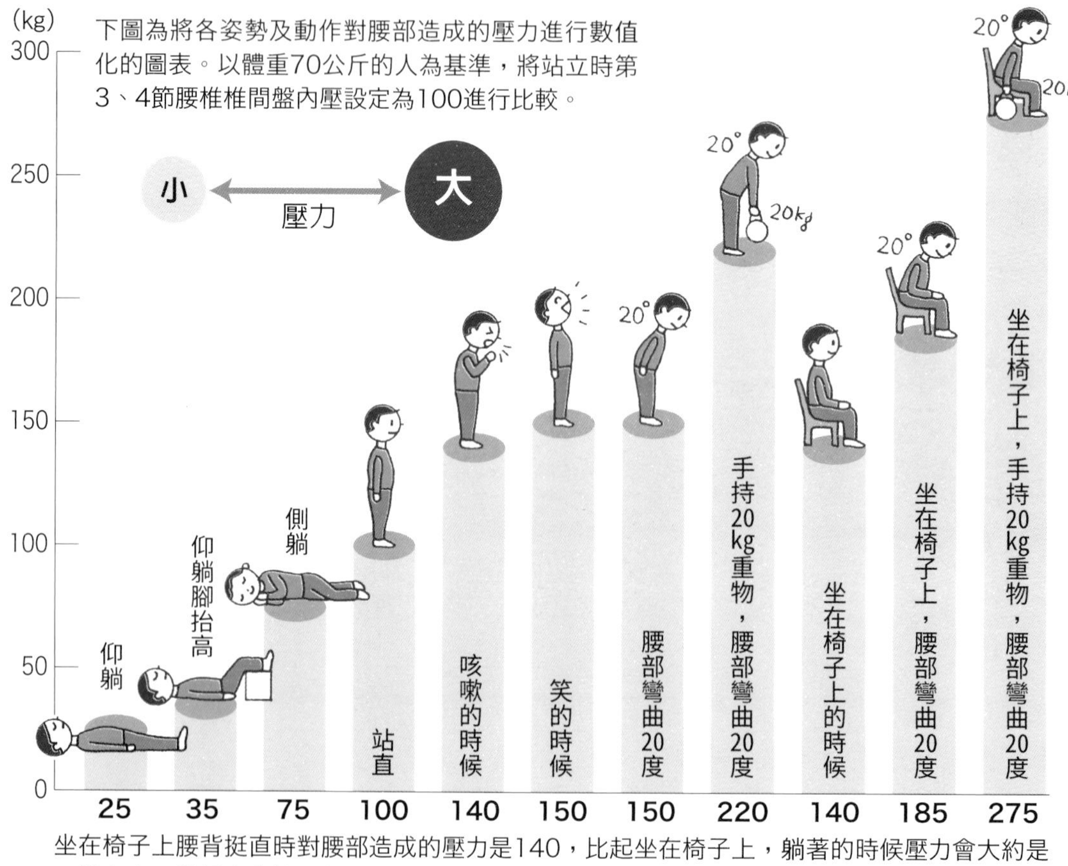

下圖為將各姿勢及動作對腰部造成的壓力進行數值化的圖表。以體重70公斤的人為基準，將站立時第3、4節腰椎椎間盤內壓設定為100進行比較。

坐在椅子上腰背挺直時對腰部造成的壓力是140，比起坐在椅子上，躺著的時候壓力會大約是一半左右，希望大家能記住這一點

腰痛席捲而來的部位及疼痛的機制

因肌肉的狀態導致的腰痛

造成腰痛的原因，可大致分為因肌肉造成或是由骨頭造成。

位於腰部周圍的肌肉，為了協助用來支撐上半身重量的腰椎維持在正確的姿勢，長時間承受巨大的壓力。

因此，如長期在姿勢不良、維持同一姿勢或提重物等狀態下，腰部又會加上額外的壓力，肌肉越來越疲勞，腰痛就出現了。累積在肌肉中的疲勞物質（乳酸）在沒有排出的狀態下累積在肌肉中，我們便會感受到「疼痛」。

肌肉引起的腰痛症狀較為常見，閃到腰也有因肌肉痛而引起的類型，當腰部的肌肉發炎出現筋膜炎的狀況時，也會出現腰痛，老化、運動不足引起的肌力衰退，也是造成腰痛的成因之一（參考第68頁）。

因骨頭及椎間盤狀態導致的腰痛

●骨盆及腰椎不正

當骨盆向前或向後傾斜，脊椎無法保持垂直的狀態，腰椎也因而無法維持自然的弧度，腰痛便隨之浮現。

因肥胖或懷孕導致骨盆前傾進而引起的腰痛，就是相當常見的例子。

●韌帶異常

當連結骨頭的韌帶受傷了，就會產生腰痛。另外，因老化導致韌帶增厚、韌帶因骨化使得脊椎管變窄壓迫到神經，都會引起腰痛及下肢麻痺的症狀。

●椎骨骨折或位移

當位於腰椎後方的椎弓因衝擊而出現分離的情形或是腰椎發生位移的狀況，都會引起腰痛。

●椎骨變形或受傷

隨年齡增長，椎骨的邊緣會出現像是針狀的變形，當因骨質疏鬆症導致腰椎支撐不住時，神經受到刺激，腰痛就出現了。

●椎間盤突出

當椎間盤的髓核衝出纖維輪外，神經受到壓迫，疼痛便會從腰部延伸至下肢。

●細菌感染或長瘤

腰椎受到結核菌等細菌感染，當出現轉移成為癌症而出現疼痛。也有因腰部的神經本身出現腫瘤所引起的疼痛。

●心理因素造成

因壓力或是精神上疲勞的累積引起的腰痛。

（竹川廣三）

圖1　依據自覺症狀判斷腰痛類型的基準

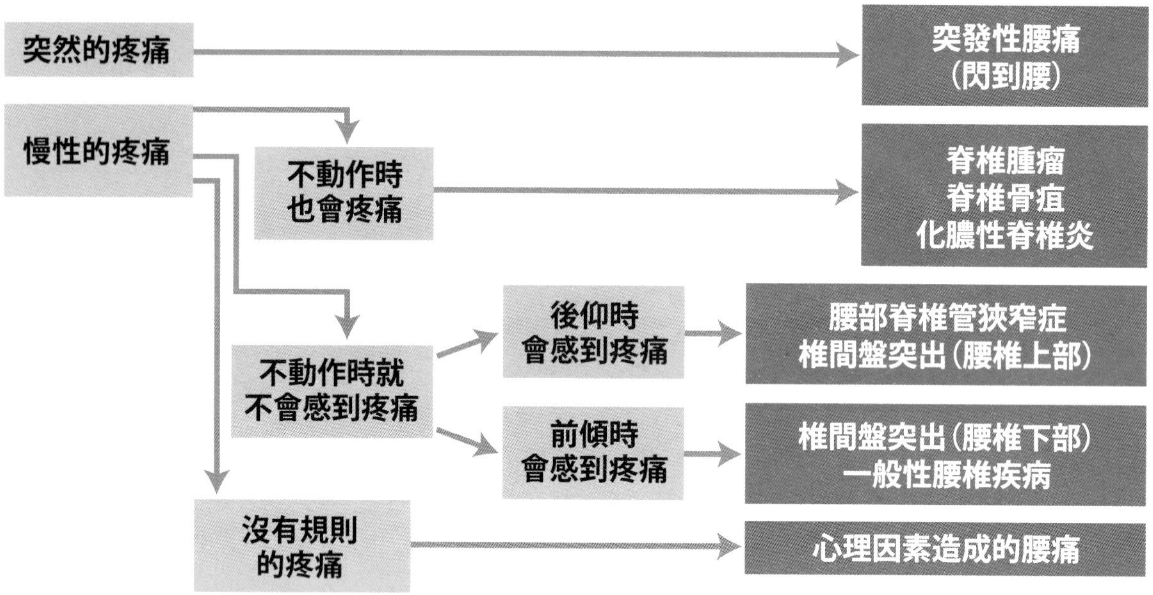

表1　骨科外主要會出現腰痛的疾病

	腰痛以外的症狀	可能的病症
消化器官	腹痛、血便、噁心、嘔吐	胃·十二指腸潰瘍、膽結石、膽囊炎、胰臟炎、肝硬化
泌尿器官	排尿障礙、血尿	尿道結石、腎結石、腎盂腎炎、游離腎、前列腺疾病、腎囊腫
婦科疾病	分泌物、不正常出血	子宮內膜疾病、子宮肌瘤、子宮癌、卵巢囊腫、子宮外孕
循環器官	下腹突發性劇痛	解離性腹部大動脈瘤
	下肢發冷變色	閉鎖性動脈硬化症
傳染病	畏寒、關節及肌肉疼痛、發燒	流行性感冒、感冒

●由內臟疾病引起的腰痛特徵

- 即便沒有動作也會感到疼痛。
- 疼痛不易受到動作及姿勢的影響（婦科疾病及腎臟疾病有例外）。
- 相較其他疾病引起的腰痛，腰痛較常出現在腰的上部。
- 如腰痛成因是胰臟或腎臟引起，輕敲背部，會出現由背刺向腹部般的疼痛。

●會出現急性劇烈腰痛的疾病

腹部大動脈瘤（如破裂致死率約七成）、腎結石、尿道結石、急性腎盂腎炎、急性胰臟炎、子宮外孕、子宮內膜發炎等。

●伴隨慢性遲緩疼痛（鈍痛）的疾病

肝硬化、游離腎、腎囊腫、前列腺疾病、子宮肌瘤、卵巢囊腫等。

脊椎管狹窄症①脊椎管狹窄症是什麼

脊椎管狹窄症是什麼樣的疾病？ 或是說脊椎管到底是什麼呢

因脊椎管變窄，神經受到壓迫而引起腰痛

組成脊椎的脊椎骨，有被稱為椎孔也就是讓神經通過的通道。是個像管子一樣被稱為脊椎管的構造（第70頁，圖1）。

隨年齡增長，脊椎管會因腰椎及韌帶的變化變得狹窄，當壓迫到神經，就會出現腰痛、腳麻、腳痛、行走困難等症狀。這就是所謂的脊椎管狹窄症（同，圖2）。

脊椎管狹窄症的發生是由於椎間盤和脊椎管附近的韌帶因某種原因變形，並進入脊椎管。

就像家中的柱子因為老舊而出現歪斜，支撐我們人體的脊椎也會隨著年齡增長出現變形的狀況。

而在其中的神經受到壓迫，影響到周圍血液的流通，腰部及足部的問題就會一一浮現。這個現象特別常發生在中高齡的人身上。

脊椎管狹窄症的患者多在50歲左右發病，60歲以上每4個人就有1個人、70歲過後的患者更是急速增加，據報告顯示每2個人就有1個人患有脊椎管狹窄症。

症狀較為嚴重的患者會無法挺直腰背，需避開仰躺睡姿採取側躺的方式就寢，不然無法入眠。

脊椎管也會因脊椎分離、脊椎滑脫、脊椎位移等疾病而變得狹窄。也有些人先天脊椎管就較為狹窄。

脊椎管狹窄症有3種類型

脊椎管狹窄症可分為下列三種（同，圖3）。

首先，是症狀會出現在身體左邊或右邊的「外側型（神經根型）」。

這是由脊髓向左右分支而出的神經根受到壓迫的類型。依照受到壓迫的位置，會導致某一邊足腰產生疼痛麻痺的不適，並出現間歇性跛腳的症狀。

再來，是左右兩側都會出現症狀的「中央型（馬尾型）」。

這是因位於脊髓末端的馬尾受到壓迫的類型。兩側的足腰感到疼痛及麻痺，並出現間歇性跛腳的症狀。

最後，是綜合外側型及中央型的「混合型」。

這是神經根及馬尾同時受到壓迫，多種症狀同時出現的類型。

（竹川廣三）

圖1 脊椎管的構造

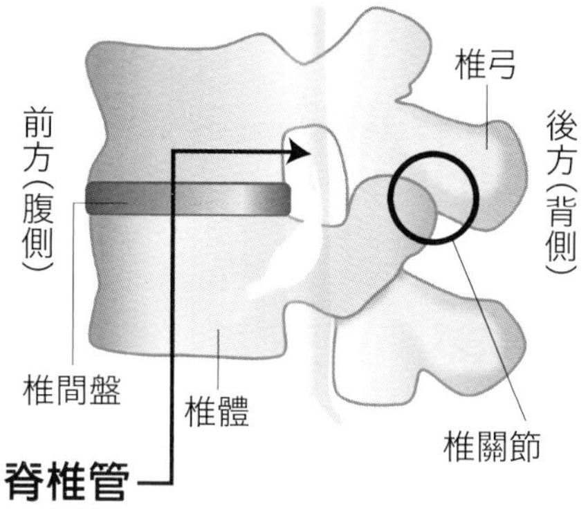

脊椎管是一個被夾在腹側的椎體、椎間盤以及背側的椎關節、椎弓等骨頭間的內部空間。脊椎管利用前後方的韌帶與脊椎連結（圖中省略）

圖2 脊椎管的變性、變形

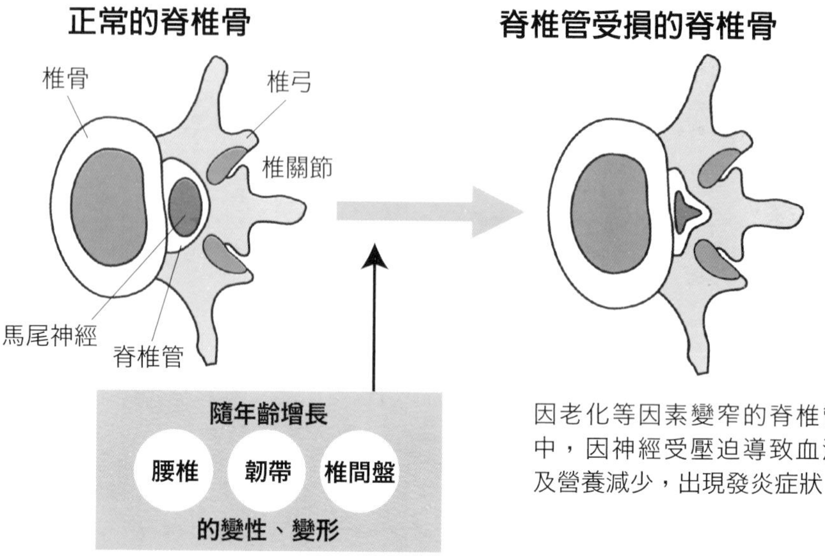

因老化等因素變窄的脊椎管中，因神經受壓迫導致血流及營養減少，出現發炎症狀

圖3 脊椎管狹窄症的3種類型

外側型（神經根型）

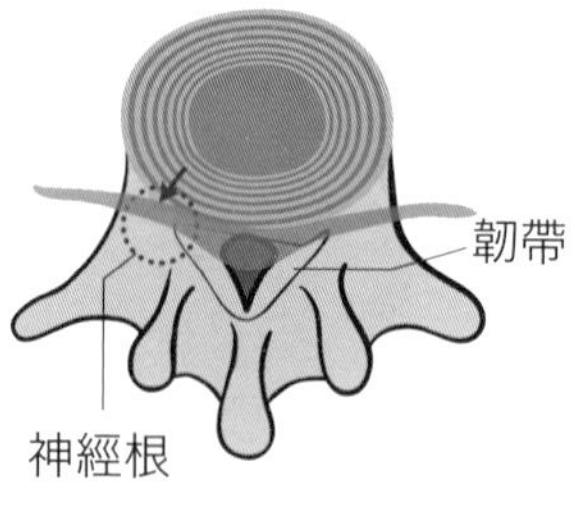

向左右分支的神經根某一邊受到壓迫的類型

中央型（馬尾型）

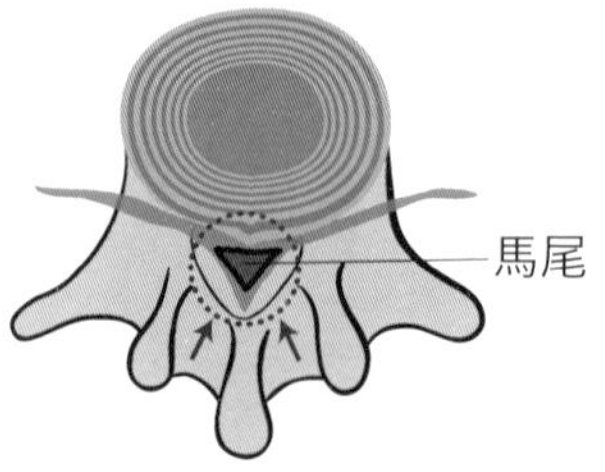

位於脊髓末端的被稱為馬尾的神經束受到壓迫的類型

混合型

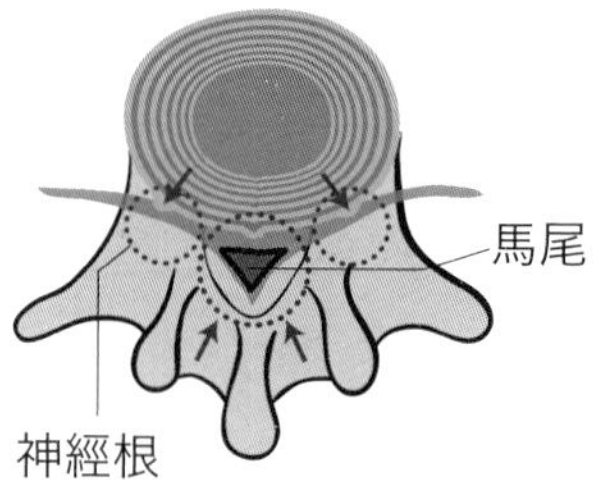

外側型及中央型同時出現的類型

脊椎管狭窄症的治療方法①保守療法

透過掌握脊椎管狭窄症的疼痛及神經阻斷緩和不適

透過限制腰部動作 減緩疼痛並改善血流

脊椎管狭窄症到院後的檢查，首先會進行問診，在了解症狀後，針對會引起較強烈症狀的動作及姿勢再一次進行確認。影像相關的診斷則會使用X光、CT及MRI。MRI是可以確認脊椎管狭窄及神經壓迫等狀況相當重要的檢查。依狀況可能會使用顯影劑，用以確認脊椎管狭窄的位置。另外，如果有閉鎖性動脈硬化等，間歇性跛腳的症狀出現時，還需要判斷是否有可能為其他疾病造成。

除有排泄障礙或症狀較嚴重的狀況，脊椎管狭窄症的治療以藥物療法或輔具療法為中心，使用「屈曲輔具」將脊椎固定，在維持一定弧度但不會向後彎的狀態下進行治療。也有使用部分麻醉注射，藉此阻止神經傳遞，達到阻斷疼痛傳遞、改善血液流通及抑制發炎的目的。

即使使用輔具，依然要積極的運動身體，這個觀念相當重要

如果確認為脊椎管狭窄症，首先要避免長距離的走動。走路雖然對加強肌力有所助益，但對脊椎管狭窄症的患者來說，反而會有使症狀惡化的反效果。

日常生活中要盡可能避免拿取重物，也請避開重勞力的工作。晚上就寢時請使用肚圍確保腰部不會著涼。另一方面，鍛鍊肌力非常重要，可伸展腰背的體操、抱膝運動、可強化背肌及腹肌的捲曲運動、以及在溫水游泳池內走路都是不錯的選擇。

此外，輔具可用於減輕疼痛並使身體自由活動，所以就算穿著輔具，積極地活動身體也很重要。

（竹川廣三）

圖1 針對脊椎管狭窄症的保守療法

藥物療法	使用止痛藥及非類固醇抗發炎藥。另外也會使用血管擴張藥物、神經性疼痛緩和藥物、肌肉鬆弛劑、類鴉片止痛劑等。
輔具療法、物理療法、體操及伸展	使用腰椎輔具避免腰部過度彎折。另外。為了促進血液流通使用溫熱療法, 或像是伸展體操、強化背肌腹肌的體操等運動療法。
神經阻斷術	在患部周圍部分神經根進行的麻醉的「硬脊膜外阻斷」、及直接對神經根進行麻醉的「神經根阻斷」等方式進行治療。

圖2 軟式輔具

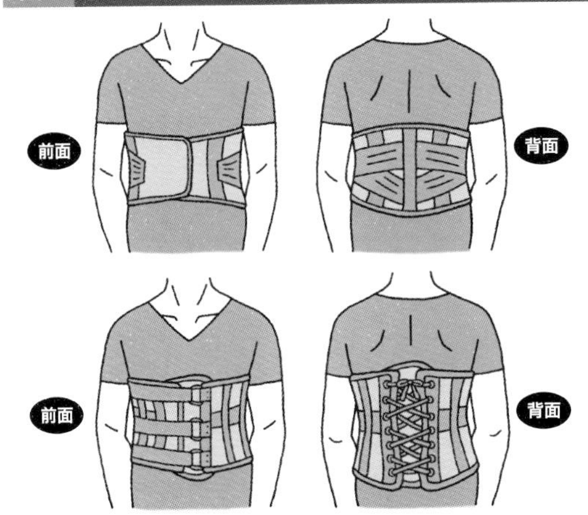

圖3 神經阻斷

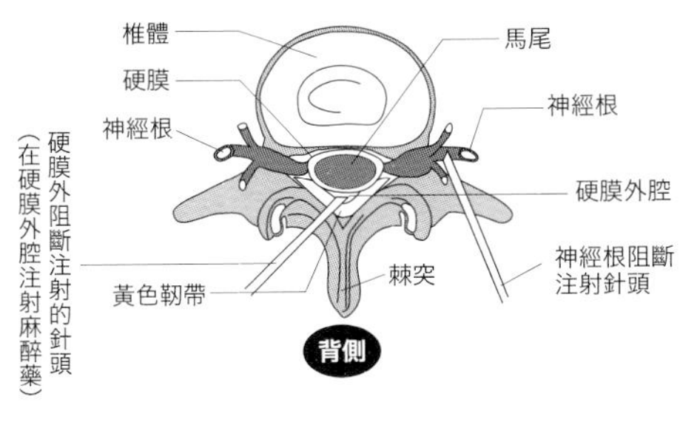

脊椎管狹窄症的治療方法②手術

手術會以怎樣的方式進行呢

擴大變窄的神經通道排除神經壓迫的狀況

脊椎管狹窄症患者在有強烈麻痺、排尿排便異常、會影響日常生活的步行障礙、下半身疼痛無法透過保守療法獲得改善的狀況下，會考慮以手術的方式進行治療。脊椎管狹窄症的手術方式有椎弓切除術、部分椎弓切除術（開窗式）、脊椎固定術等。

●椎弓切除術

脊椎管狹窄的現象通常會出現於脊椎管的數個位置。椎弓切除術是藉由切除神經受到壓迫部位脊椎管後壁的部分椎弓，藉以擴大神經通道的手術方式。是可以確實排除神經壓迫的處理方法，也可以大範圍減壓。

●部分椎弓切除術（開窗式）

當脊椎管狹窄的狀況出現在特定範圍內，可以切除部分椎弓，再進一步切除壓迫到神經的骨頭及韌帶。因為是在椎弓開出一個像窗戶一樣的孔洞，所以又被稱為開窗式。近期也有從背側放入內視鏡，使用內視鏡進行下部椎弓切除術的手術選擇。

●脊椎固定術

在脊椎管的椎弓切除腰椎呈現不安穩的狀態時，可移植切下的骨頭或人工骨，並使用鈦金屬棒或螺絲進行固定。手術會在以移植的骨頭不易發生排斥的狀態下進行。

通常手術的隔天便可在床上坐起，後天就可站立。住院時間雖因手術範圍有所差異，但大致1～2週就可出院。出院後，依狀況需進行物理療法等復健活動，日常生活的動作基本上不會有問題，在不勉強的範圍內可以維持平常的生活型態也沒有關係。

（竹川廣三）

圖1 脊椎管狹窄部位椎弓切除手術的流程

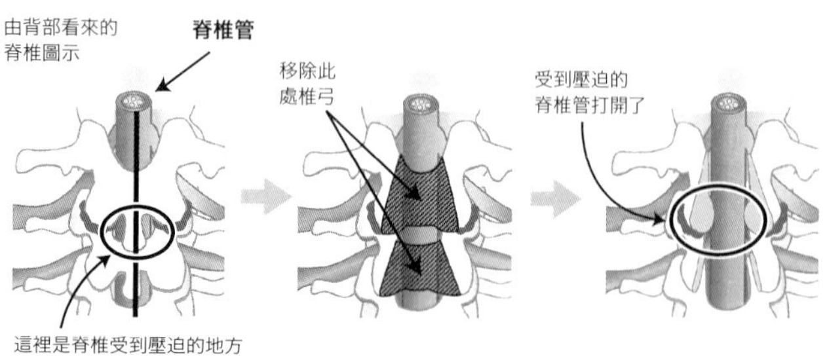

圖2 椎弓切除的部位

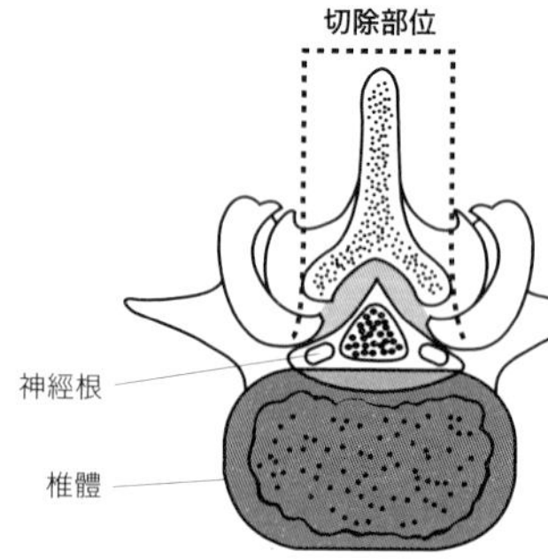

圖3 開窗式

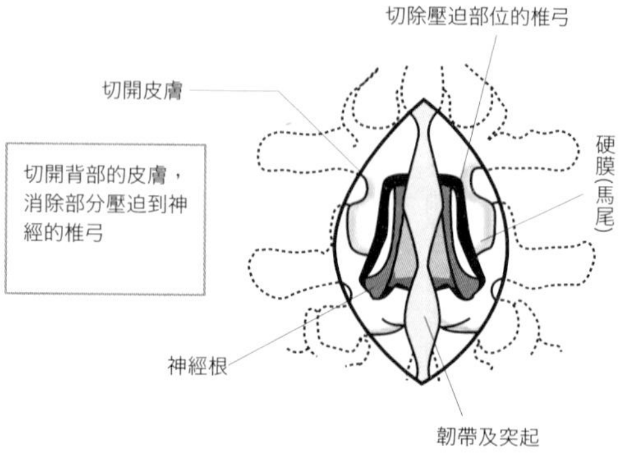

坐骨神經痛①

坐骨神經痛是什麼樣的疼痛呢。疼痛出現的部位在哪裡

從臀部、大腿、小腿到腳步的肌肉及皮膚感到疼痛

坐骨神經是支配大腿及足部（下肢）肌肉的神經，並負責走路、跑步、取得身體平衡等動作。當有障礙出現，從臀部到足部（下肢）會出現麻痺、疼痛等感覺麻痺的狀況。重症狀況下，還會出現間歇性跛腳及排尿障礙等症狀。而這些症狀我們統稱為「坐骨神經痛」。

沿著坐骨神經，疼痛會從臀部開始，沿著大腿外側、內側、小腿到腳背出現。另外也有少數的疼痛發生在鼠蹊部（腳的根部）。

通常，會出現下列症狀。**①臀部會經常性的感到疼痛及麻痺／②大腿內外側、小腿、腳後跟出現疼痛麻痺（下肢痛）的症狀／③足部出現劇烈疼痛，無法行走動作／④腰部動作下肢就會立刻出現疼痛的反應／⑤保持不動的狀態下，臀部及下肢會出現劇烈疼痛／⑥不只下肢痛，腰也會痛（腰痛＋下肢痛）／⑦足部發冷且感到倦怠／⑧身體傾斜便會感到疼痛，無法穿襪／⑨只要站立足部就會感到疼痛，導致無法站立⑩臀部疼痛無法坐下**

疼痛的程度因人而異，可能是陣陣刺痛、也可能是在走動時突然出現劇烈疼痛。重症的情形下，還易出現便秘、無法控制排尿排便、失禁的狀況。

坐骨神經痛的症狀較常發生在單側腳，但也有人兩腳都有症狀出現。

（竹川廣三）

圖1 坐骨神經痛的主要症狀

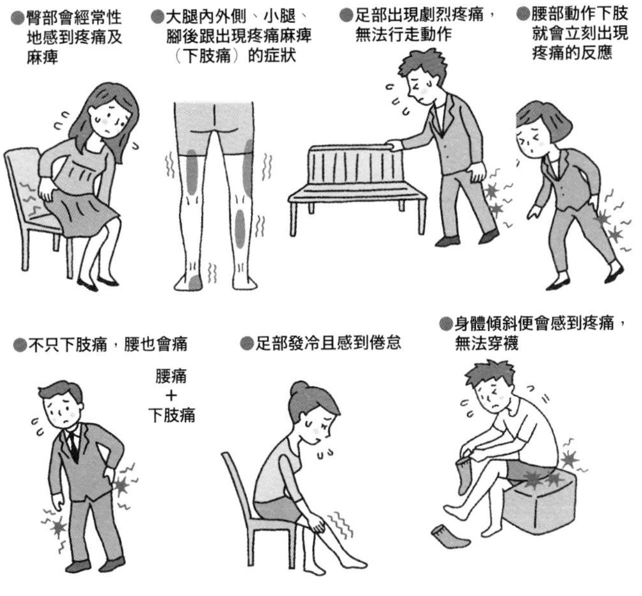
●臀部會經常性地感到疼痛及麻痺
●大腿內外側、小腿、腳後跟出現疼痛麻痺（下肢痛）的症狀
●足部出現劇烈疼痛，無法行走動作
●腰部動作下肢就會立刻出現疼痛的反應
●不只下肢痛，腰也會痛
腰痛
＋
下肢痛
●足部發冷且感到倦怠
●身體傾斜便會感到疼痛，無法穿襪

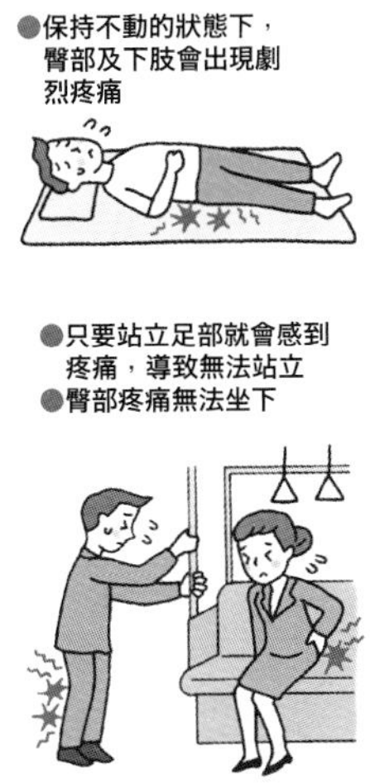
●保持不動的狀態下，臀部及下肢會出現劇烈疼痛
●只要站立足部就會感到疼痛，導致無法站立
●臀部疼痛無法坐下

圖2 坐骨神經痛的疼痛麻痺好發部位

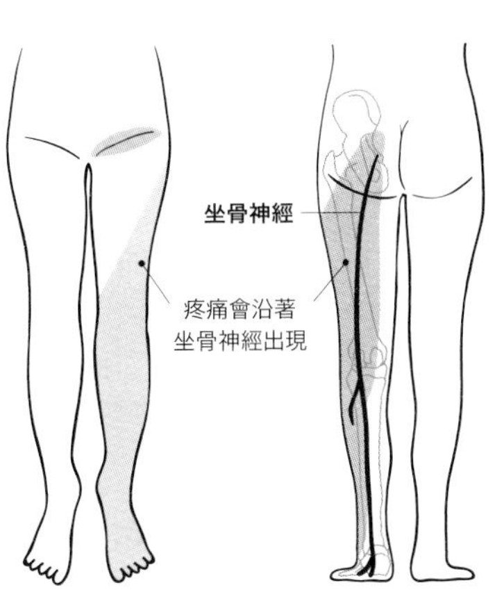
坐骨神經
疼痛會沿著坐骨神經出現

坐骨神經痛②

坐骨神經痛是什麼樣的疾病呢。或是說坐骨神經到底是什麼樣的神經呢

坐骨神經通過哪裡呢？

背骨又稱為脊椎，脊椎是由被稱為脊椎骨的骨頭以像積木的方式堆疊而成。脊椎骨與脊椎骨之間則由椎間盤負責緩衝的工作。

脊椎骨由7塊頸椎、12塊胸椎及5塊腰椎組成，下方則與5個仙椎（合起來稱做仙骨）、3～5個尾椎（合起來稱作尾骨）相連。一個個的脊椎骨都分成椎體及椎弓，彼此相連形成脊椎的中心，而在其中管狀的空間被稱為「脊椎管」，脊椎管裡則有「脊髓」填充。脊髓會在第1腰椎的位置終止，並開始變成細部分枝，因為看起來像馬的尾巴，所以被稱為「馬尾」。

馬尾分成在腰椎的「腰神經」、仙骨的「仙骨神經」及馬尾的「馬尾神經」三個部分。其中，腰神經位於腰椎左右兩側的縫隙中、仙骨神經則由仙骨左右5個孔穴向外延伸，神經的分枝我們稱為神經根。

從腰椎及仙骨左右延伸出來的神經會合成一條，向下延伸至臀部、大腿到指尖，這就是「坐骨神經」，坐骨神經是末梢神經的一種，粗細和鉛筆差不多，長度約為1m，從膝蓋內側又分為兩段，一段是負責支配大腿後側、小腿至腳底、腳趾的肌肉及皮膚的脛骨神經，另一段則是負責控制大腿下半部前側、小腿外側、腳背、腳背及腳趾的肌肉及皮膚的腓總神經。當有脊椎管狹窄症或是椎間盤突起等疾病，馬尾及神經根受到壓迫，就會造成坐骨神經痛。

（竹川廣三）

圖1 脊椎（背骨）保護著脊髓及馬尾

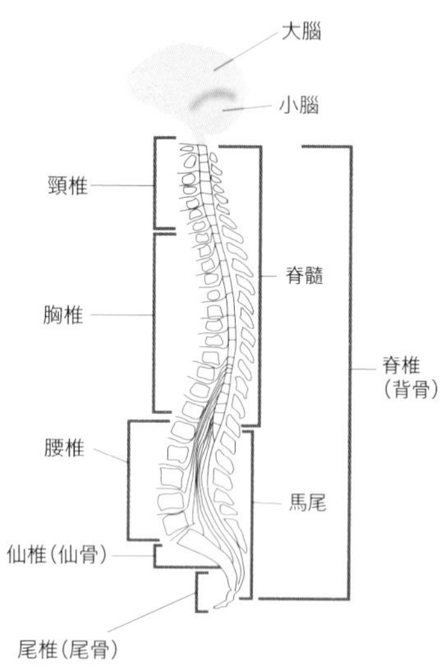

圖2 腰椎斷面圖

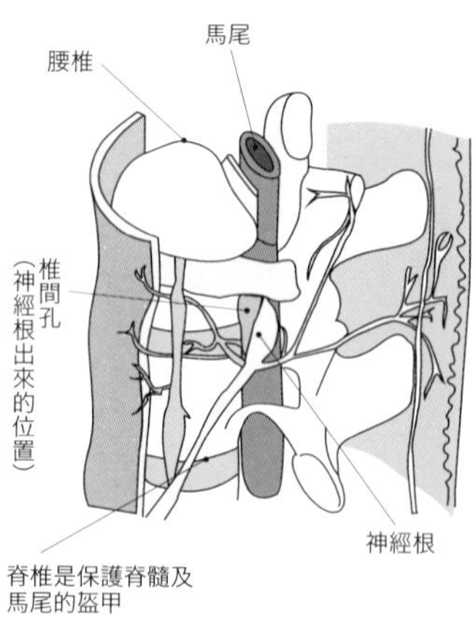

圖3 坐骨神經的路徑

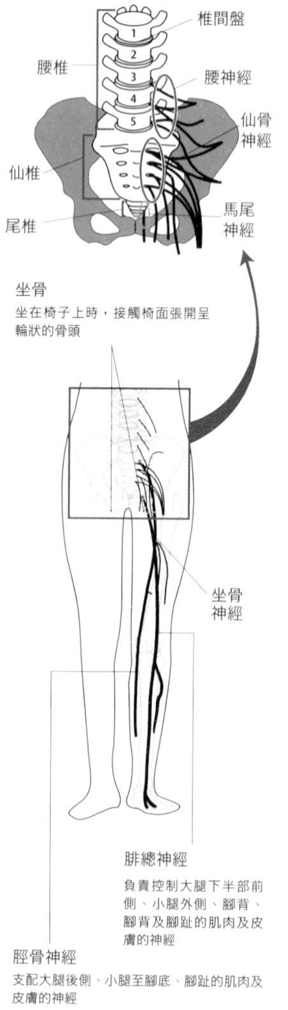

坐骨神經痛③

坐骨神經痛的原因為何。高齡者的坐骨神經痛與年輕人的坐骨神經痛有極大的差異

椎間盤突出，是常見於年輕人身上造成坐骨神經痛的原因

椎間盤突出指的是填充在脊椎骨間，圓盤狀緩衝物「椎間盤」脫離了原本的位置，壓迫到馬尾及神經根，導致不適症狀出現的疾病。大概從人類20歲開始，椎間盤內部果凍狀髓核的含水量就會開始減少，30歲左右纖維輪的水分也會開始流失，椎間盤整體漸漸失去彈性。

因此，在椎間盤開始老化的20、30歲世代裡，有椎間盤突出的問題人便相當的多。特別在工作長時間久坐或是長時間駕駛的人裡更為常見。另外滑冰、滑板這種需要彎曲腰部的運動，也容易出現椎間盤突出，造成前彎困難的狀況。

脊椎管狹窄症，是常見於長者身上引起坐骨神經痛的原因

在超過50歲後的中高齡長者中，較常見因脊椎管狹窄症引起的坐骨神經痛。

在脊椎的中心，內部有個被稱為脊椎管的空洞構造。脊椎管內側由後縱韌帶及黃色韌帶這兩條韌帶支撐著脊椎。脊髓及馬尾也是相當重要的構造，因為受到脊膜覆蓋，才能在脊椎管中維持穩定良好的狀態。但即便如此嚴密的守護，隨年齡增長，脊椎骨會出現像刺一般的凸起（骨刺）壓迫到脊髓，或出現部分韌帶變厚（肥厚）或椎間盤變薄的狀況，近一步導致脊椎管變形、內腔變窄，並可能壓迫神經。脊椎管狹窄症是不分年齡，大家都有可能會出現的疾病。如果是天生脊椎管較為窄小的人，症狀可能會較早在30～40歲左右出現。

（竹川廣三）

圖1 椎間盤突出是常見於年輕人身上造成坐骨神經痛的原因

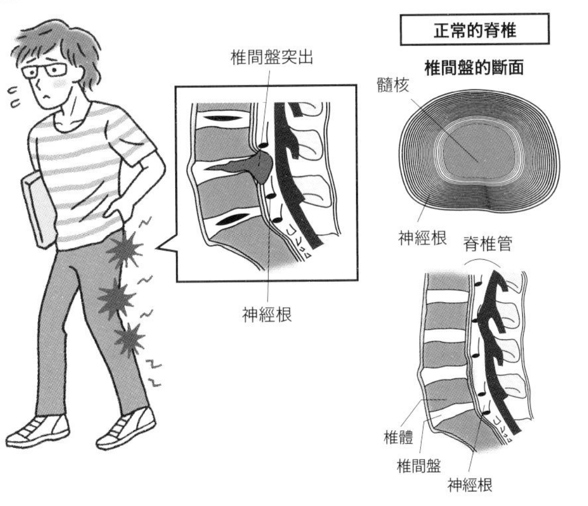

圖2 脊椎管狹窄症，是常見於長者身上引起坐骨神經痛的原因

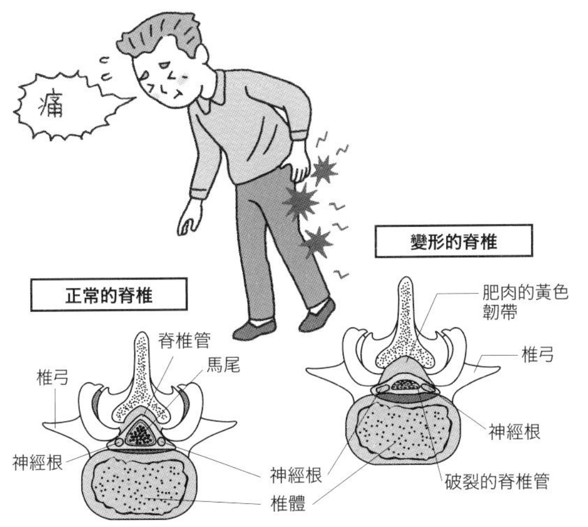

坐骨神經痛④

坐骨神經痛依成因不同可分成三大類型

前彎時會出現疼痛的「突出型坐骨神經痛」

坐骨神經痛有上半身前彎會使疼痛加劇的前彎障礙型、上半身後仰會使疼痛增強的後仰障礙型等類型。前彎障礙型的坐骨神經痛，是因椎間盤突出導致前彎時疼痛加劇，因此被稱為「突出型坐骨神經痛」。突出型坐骨神經痛是無法向前彎的坐骨神經痛。即便可以後仰，但只要出現前彎的動作，疼痛就會加劇，所以不可勉強把上半身向前彎。半蹲、前傾姿勢或有前傾動作的運動，都會導致症狀惡化。

後仰時會出現疼痛的「狹窄型坐骨神經痛」

另一方面，後仰障礙型的坐骨神經痛，是當上半身向後仰時會導致疼痛加劇，並多為脊椎管狹窄症所引起，因此被稱為「狹窄型坐骨神經痛」。

狹窄型坐骨神經痛是無法向後仰的坐骨神經痛。即便腰能向前彎曲，只要後仰疼痛就會加劇，不可以做需要向後彎腰的運動。

同時併發椎間盤突出及脊椎管狹窄症的「合併型坐骨神經痛」

因椎間盤突出及脊椎管狹窄症兩種疾病同時引起的坐骨神經痛，被稱為「合併型坐骨神經痛」。患有合併型坐骨神經痛時，因為椎間盤突出及脊椎管狹窄症的症狀會同時出現，是需要儘早前往骨科進行治療的坐骨神經痛。

（竹川廣三）

圖1 坐骨神經痛的原因

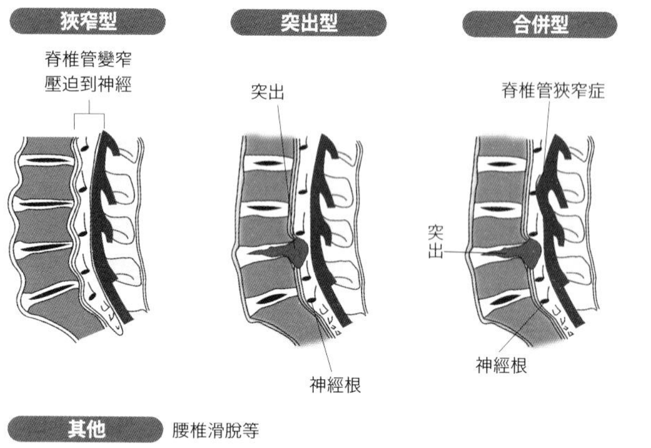
狹窄型
脊椎管變窄
壓迫到神經
突出型
突出
神經根
合併型
脊椎管狹窄症
突出
神經根
其他
腰椎滑脫等

圖2 坐骨神經痛的類型

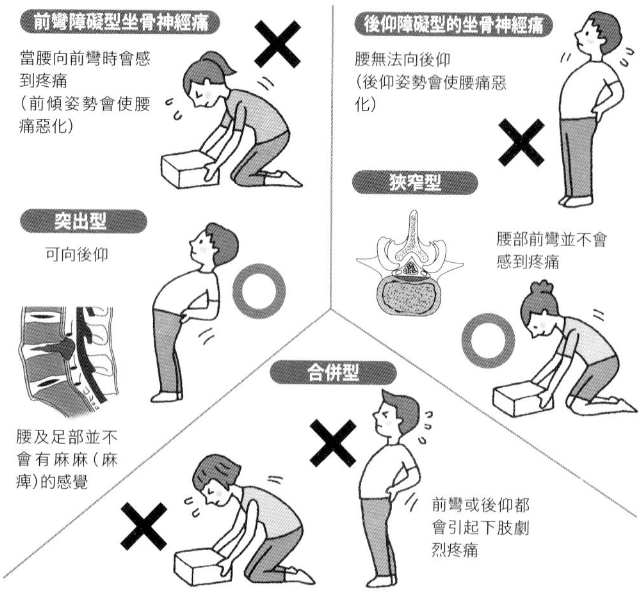
前彎障礙型坐骨神經痛
當腰向前彎時會感到疼痛
（前傾姿勢會使腰痛惡化）
後仰障礙型的坐骨神經痛
腰無法向後仰
（後仰姿勢會使腰痛惡化）
狹窄型
腰部前彎並不會感到疼痛
突出型
可向後仰
腰及足部並不會有麻麻（麻痺）的感覺
合併型
前彎或後仰都會引起下肢劇烈疼痛

坐骨神經痛⑤

坐骨神經痛的類別・舒適生活的小秘訣〈1〉狹窄型

在日常生活中維持正確的姿勢相當重要

針對坐骨神經痛及腰痛，只要在日常生活中維持正確的姿勢，將脊椎保持在S型的弧度下，症狀就會獲得改善。所謂正確的姿勢，就是維持自然站立時，從側邊看起脊椎前後會有些許的彎曲，就像是英文字母S的形狀。藉由維持在S型的狀態下，可讓我們的身體保持在最佳的平衡，可自由的運動，也可以緩和加在身體上的衝擊。

如無法維持這個S型的弧度，脊椎便無法承受來自身體的重量及運動的衝擊，就會出現腰痛或是坐骨神經痛的症狀。

這時，矯正姿勢回到正確的S型狀態，減輕神經根及馬尾受到的壓迫，腰痛及坐骨神經痛帶來的疼痛不適便會減輕許多。在日常生活中，走路或是坐在椅子上的時候，試著將背部肌肉延伸拉直，將脊椎維持在和緩的弧度上吧。

避免長時間站立及走動

如果是上半身後仰會出現劇痛的狹窄行坐骨神經痛，將身體向前傾斜可以緩和疼痛。也要避免長時間站立及走動。

另外，盡可能不要向後仰，偶而做點體操或是伸展可以緩和疼痛。但是，如體操或是伸展會出現讓疼痛變得嚴重時，切記立刻停止運動並前往骨科就醫。

如勉強繼續運動，可能會導致症狀惡化。

（竹川廣三）

圖1 日常生活中正確的姿勢

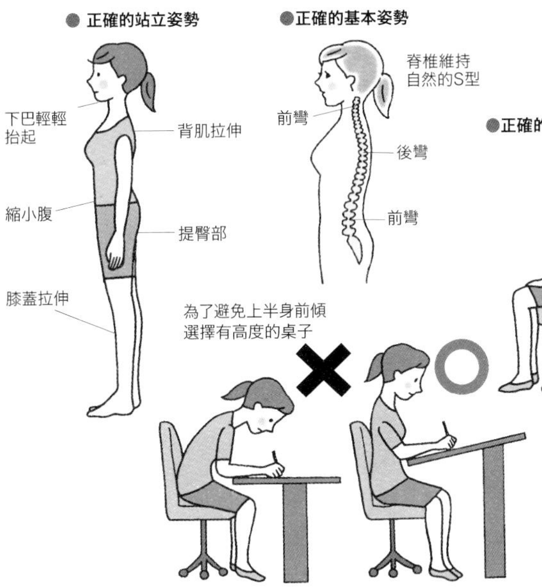

圖2 狹窄型坐骨神經痛患者不能做的事

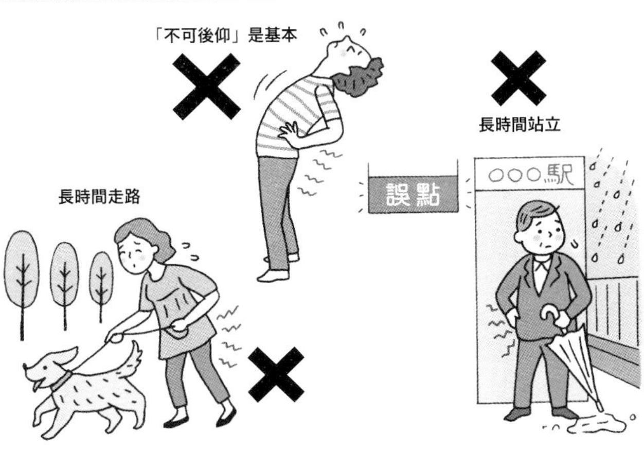
「不可後仰」是基本
長時間站立
誤點
〇〇〇駅
長時間走路

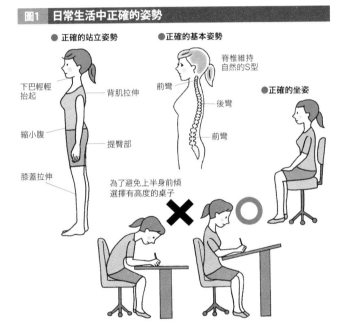

坐骨神經痛⑥

坐骨神經痛的類別・舒適生活的小秘訣〈2〉突出型

椎間盤突出的急性期 不得從事腹肌運動

如是前彎會是疼痛加劇的突出型坐骨神經痛，須避開前彎的動作及運動，將上半身後仰可降低突出部位對馬尾及神經根的壓迫，疼痛也會獲得緩解。目前已知腹肌運動會加深椎間盤的壓迫，使突出的症狀惡化。在椎間盤突出的急性期，絕不可進行腹肌運動。

突出型坐骨神經痛患者 不可做的事

突出型坐骨經痛患者在日常生活中需盡可能避免的事項如下。

●**前彎**　突出型坐骨經痛患者「避免前彎！」這個觀念是最基本的。

●**腳打直洗臉**　洗臉時切記勿將腳打直。請輕輕的將膝蓋彎曲，盡可能在避免腰部前彎的姿勢下洗臉。

●**打噴嚏**　打噴嚏時疼痛會加劇。盡可能的保暖避免感冒，如有花粉症也需尋求應對方案。

●**側坐**　側坐會壓迫到椎間盤，使得症狀惡化。

●**盤腿坐**　椎間盤受到壓迫，疼痛加劇。

●**坐著將腳打直**　是會造成椎間盤負擔的姿勢。

●**跪坐**　會增加椎間盤的負擔。跪坐時，可在臀部及腳板間夾上坐墊作為緩衝。

●**腹肌運動**　急性期時需避免。

●**坐在過於柔軟的沙發上**　會對椎間盤造成極大的負擔。

（竹川廣三）

突出型坐骨經痛患者禁止事項

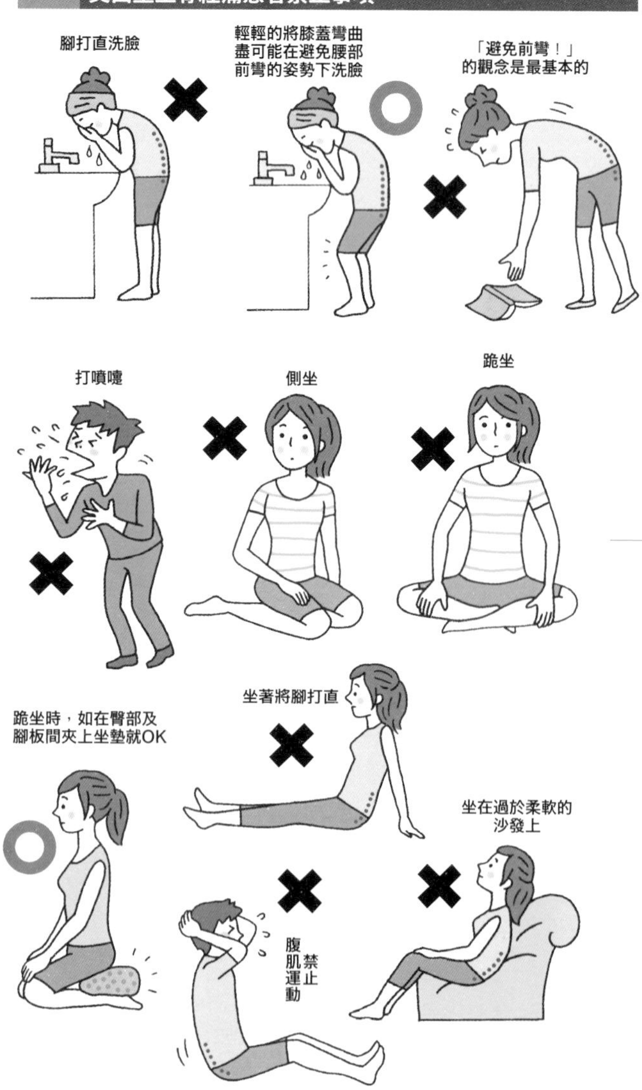
腳打直洗臉
輕輕的將膝蓋彎曲
盡可能在避免腰部
前彎的姿勢下洗臉
「避免前彎！」
的觀念是最基本的
打噴嚏
側坐
跪坐
坐著將腳打直
跪坐時，如在臀部及
腳板間夾上坐墊就OK
坐在過於柔軟的
沙發上
禁止
腹肌運動

坐骨神經痛⑦
坐骨神經痛的治療進程

記得維持正確的姿勢，並在日常生活中多下功夫。

在日常生活中維持正確的姿勢，是保有腰椎健康不可或缺的要素。

（竹川廣三）

治療的基本是要在日常生活中維持正確的姿勢。

坐骨神經痛的治療方法分為保守療法及手術療法。

坐骨神經痛的保守療法有①維持正常姿勢及在日常生活中下功夫②物理療法（運動療法、溫熱療法等）③輔具療法④藥物療法⑤神經阻斷療法。

首先，可採取保守療法進行觀察，維持一陣子後如還是持續有強烈疼痛出現，並對日常生活造成影響的話，便須檢討使用手術治療。

手術治療主要有兩種，一個是除去造成腰椎疾病的椎間盤突出部分的手術，另一個則是脊椎管狹窄症的手術。

坐骨神經痛的基本，是要在日常生活中維持不會造成腰椎負擔的正確動作。

在施行保守療法及手術結束後，也要

坐骨神經痛治療方法進程

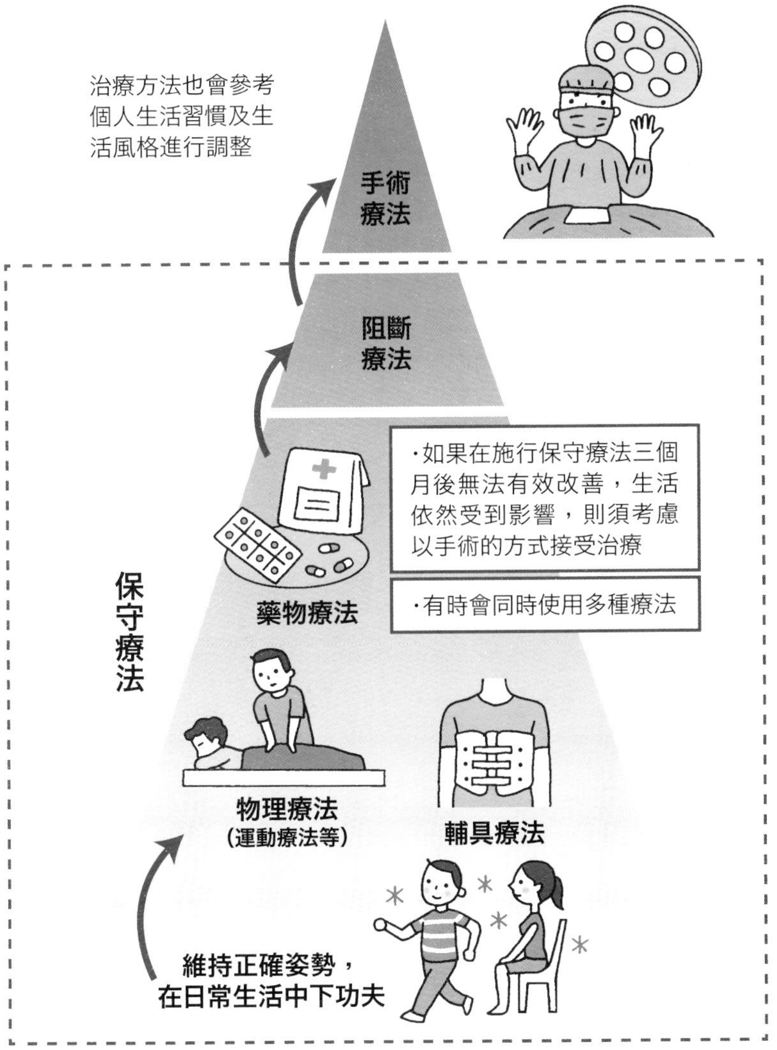
治療方法也會參考個人生活習慣及生活風格進行調整
手術療法
阻斷療法
・如果在施行保守療法三個月後無法有效改善，生活依然受到影響，則須考慮以手術的方式接受治療
・有時會同時使用多種療法
藥物療法
保守療法
物理療法（運動療法等）
輔具療法
維持正確姿勢，在日常生活中下功夫

諮詢顧問（依刊登順序）

竹川廣三	Wakatake Clinic 院長
竹谷內康修	竹谷內科院長
內田輝和	倉敷藝術科學大學生命科學系健康科學科客座教授、鍼Medical Uchida院長
佐佐木克則	Orthotics Society 院長
落合　敏	營養學博士
落合貴子	餐飲監製、營養師
清水紀子	管理營養師
岡本羽加	一般社團法人美巡生活協會代表理事
檢見崎聰美	管理營養師、了里研究家
永山正之	漢方藥局桂林堂
長谷慎一	長谷接骨院院長
北洞誠一	Abekobe體操負責人
高橋永壽	針灸草壽堂院長
村井玉枝	一般社團法人日本keirakubics協會代表理事
臼井公一	一般社團法人日本Morphotherapy協會理事
宮田Tooru	皮膚體操發想者
奧村耕二	奧村健康教室代表
花谷貴之	花骨接骨院院長、柔道整復師
矢上　裕	矢上預防醫學研究所所長
松岡博之	APIA均整院院長
木津直昭	KIZU 脊骨神經醫學集團代表院長
田川直樹	快風身體君整院院長
佐佐木志惟	理療士
石井博明	trainer 石井治療室院長
西坂和德	西坂施術院院長
松永美智子	針灸師、松永健康瘦身協會負責人
坂井博和	針灸指壓院新月院長
清水ひろみ	Aroma健康沙龍 Melissa
清水泰雄	清水骨科院長
長岡隆志	TN整體院院長、理療士
井上優一	井上腰痛道場
瀧澤幸一	Sol e Mar針灸治療院院長
三浦良太	自然生活株式會社代表取締役（街上的脊椎整體院、整骨院代表）
酒井慎太郎	酒井診所集團代表、千葉羅德海洋官方醫藥顧問
藤田摩利男	埼玉市整體院院長
松本守雄	慶應義塾大學醫學部骨科學教授
權正廣幸	棒術整體院Shinayaka Forti

TITLE

改善坐骨神經痛 靠自己

STAFF

出版　三悅文化圖書事業有限公司
編著　主婦之友社
譯者　周俔安

創辦人 / 董事長　駱東墻
CEO / 行銷　陳冠偉
總編輯　郭湘齡
責任編輯　張聿雯
文字編輯　徐承義
美術編輯　謝彥如
校對編輯　于忠勤
國際版權　駱念德　張聿雯

排版　曾兆珩
製版　印研科技有限公司
印刷　桂林彩色印刷股份有限公司

法律顧問　立勤國際法律事務所　黃沛聲律師
戶名　瑞昇文化事業股份有限公司
劃撥帳號　19598343
地址　新北市中和區景平路464巷2弄1-4號
電話　(02)2945-3191
傳真　(02)2945-3190
網址　www.rising-books.com.tw
Mail　deepblue@rising-books.com.tw

初版日期　2024年3月
定價　250元

ORIGINAL JAPANESE EDITION STAFF

装丁デザイン／永井秀之
本文デザイン／高橋秀哉、高橋芳枝
本文イラスト／三浦晃子、高橋枝里
編集協力／日下部和恵、佐藤真紀
校正／内藤久美子
編集担当／長岡春夫（主婦の友社）

國家圖書館出版品預行編目資料

改善坐骨神經痛 靠自己/主婦之友社作；周俔安譯. -- 初版. -- 新北市：三悅文化圖書事業有限公司, 2024.03
80面；21x28.5公分
譯自：脊柱管狭窄症.坐骨神経痛の長年の痛みとしびれを自力で治す本
ISBN 978-626-97058-6-3(平裝)
1.CST: 腰椎間盤突出症 2.CST: 健康法
416.29　　113001611